U0289351

玛咖对2型糖尿病降糖作用及机理研究

张利军　著

吉林大学出版社

·长　春·

图书在版编目（CIP）数据

玛咖对 2 型糖尿病降糖作用及机理研究 / 张利军著 . —
长春 : 吉林大学出版社 , 2021.8
ISBN 978-7-5692-8711-0

Ⅰ . ①玛… Ⅱ . ①张… Ⅲ . ①药用植物—降血糖药—
临床应用—研究 Ⅳ . ① R977.1

中国版本图书馆 CIP 数据核字（2021）第 178168 号

书　　名　玛咖对 2 型糖尿病降糖作用及机理研究
　　　　　MAKA DUI 2 XING TANGNIAOBING JIANGTANG ZUOYONG JI
　　　　　JILI YANJIU

作　　者　张利军　著
策划编辑　代红梅
责任编辑　曲　楠
责任校对　王宁宁
装帧设计　马静静
出版发行　吉林大学出版社
社　　址　长春市人民大街 4059 号
邮政编码　130021
发行电话　0431–89580028/29/21
网　　址　http://www.jlup.com.cn
电子邮箱　jldxcbs@sina.com
印　　刷　三河市德贤弘印务有限公司
开　　本　710mm×1000mm　1/16
印　　张　11
字　　数　150 千字
版　　次　2022 年 3 月　第 1 版
印　　次　2022 年 3 月　第 1 次
书　　号　ISBN 978-7-5692-8711-0
定　　价　128.00 元

前　言

　　玛咖（*Lepidium meyenii* walp.），原产于南美洲安第斯山脉的一种十字花科独行菜属植物。2007年以来，相继在中国云南、四川和新疆等地区试种成功，仅云南的种植面积就达到20万亩以上。有2型糖尿病患者食用玛咖后发现其血糖下降，但玛咖为何能降糖却不清楚。本书采用体外、细胞及动物实验，系统研究玛咖中降糖活性物质及其降血糖机理，为拓展玛咖在降糖产品开发中的应用奠定基础。主要研究结果如下。

　　（1）分离纯化了硫代葡萄糖苷、黄酮

　　采用超声循环提取玛咖，通过D101大孔树脂和IRA-67离子交换树脂纯化硫代葡萄糖苷，得到纯度78.3%以上的玛咖硫代葡萄糖苷；通过大孔树脂AB-8和聚酰胺两步纯化，得到纯度为89.2%的玛咖总黄酮。

　　（2）玛咖黄酮、硫代葡萄糖苷抑制 α-葡萄糖苷酶活性效果明显

　　玛咖黄酮、硫代葡萄糖苷对 α-葡萄糖苷酶具有抑制作用。玛咖黄酮的 IC_{50} 为0.41 mg/mL，属于竞争性抑制和非竞争性抑制的混合型抑制；玛咖硫代葡萄糖苷的 IC_{50} 为0.73 mg/mL，属于竞争性抑制。对Caco-2细胞内 α-葡萄糖苷酶也有显著的抑制效果，玛咖总黄酮的 IC_{50} 为0.21 mg/mL，玛咖硫代葡萄糖苷的 IC_{50} 为0.33 mg/mL。

　　（3）玛咖能改善HepG2肝细胞胰岛素抵抗模型糖异生代谢

　　采用HepG2细胞胰岛素抵抗模型研究表明：玛咖黄酮、玛

咖硫代葡萄糖苷能够抑制糖异生代谢。玛咖黄酮、硫代葡萄糖苷能够直接激活 AMPK 蛋白,使其磷酸化形成 p-AMPK。磷酸化的 p-AMPK,可以磷酸化 TORC2 蛋白,使其形成 p-TORC2。而磷酸化的 p-TORC2 不能进入细胞核,导致 p-CREB 蛋白的减少,最终使得糖异生代谢关键基因 PEPCK 和 G6Pase 转录减少,进而引起 PEPCK 和 G6Pase 两种关键蛋白酶的表达减少,最终导致糖异生代谢的抑制。

（4）玛咖能改善 3T3-L1 脂肪细胞胰岛素抵抗状态

成功诱导建立了 3T3-L1 胰岛素抵抗模型,研究发现,玛咖黄酮、玛咖硫代葡萄糖苷能增加模型细胞的葡萄糖摄入量。玛咖黄酮能够显著增加 PPAR-γ 含量,但是硫代葡萄糖苷对 PPAR-γ 含量没有显著影响。同时发现,玛咖硫代葡萄糖苷、玛咖黄酮都能增加模型组中 GLUT-4 葡萄糖转运子的数量。

（5）玛咖改善 SD 大鼠 2 型糖尿病状态

通过 STZ 结合高糖高脂饲养,成功将 SD 大鼠诱导为糖尿病模型。实验中,玛咖黄酮、玛咖硫代葡萄糖苷分别设立三个剂量组,通过灌胃 5 周,玛咖总黄酮、硫代葡萄糖苷都能够降低 SD 糖尿病大鼠的血糖含量,同时,二者在高剂量时能够降低糖化血红蛋白含量。通过组织病理切片看到,喂养 5 周后,二者都能够使 SD 糖尿病大鼠中肝脏的炎症下降。玛咖黄酮、硫代葡萄糖苷增加胰岛素信号通路中 p-AMPK 含量,此外,玛咖总黄酮还能够提高 GLUT-2 转运子数量。

在本书的撰写过程中,作者不仅参阅、引用了很多国内外相关文献资料,而且得到了同事亲朋的鼎力相助,在此一并表示衷心的感谢。由于作者水平有限,书中疏漏之处在所难免,恳请同行专家以及广大读者批评指正。

张利军

2021 年 4 月

目 录

第 1 章
文献综述

随着经济发展、科技进步，物质生活越来越丰富，人们的饮食结构发生了很大的变化。高糖高脂的食品成为最重要的食物来源。同时，生活节奏的不断变快，使得人们运动的时间不断被挤压，摄入的能量远远超出人们生活所需，导致营养过剩。不健康的饮食和生活习惯，导致越来越多的代谢疾病，如糖尿病。糖尿病是一种代谢紊乱的慢性病，给患者以及社会带来很大的负担，严重危害到人类进步。

—∘ 1.1 糖尿病概况 ∘—

糖尿病（diabetes mellitus，DM）是指胰岛素绝对或者相对不足所导致以糖代谢紊乱为主的全身性疾病。它是以葡萄糖代谢为核心，同时导致脂代谢以及蛋白代谢异常，从而导致机体内环境紊乱，继而引发组织、器官，以及系统病变的一种综合代谢疾病[1,2]。糖尿病的主要特征是持续的高血糖，严重的患者餐后会出现尿血。持续的高血糖导致脂类代谢以及其他代谢的紊乱，从而导致糖尿病并发症的发生。目前临床诊断糖尿病的方法，主要是根据血糖含量来判断，即空

腹血糖 $\geq$ 7.0 mmol/L,或者餐后 2 h,血糖 $\geq$ 11.1 mmol/L。

1.1.1 糖尿病分类

糖尿病患者的发病机理较多,并发症种类繁多,因此,对其进行分类相对比较困难。世界卫生组织（World Health Organization, WHO）多次对糖尿病进行分类,并进行修订,最终由世界卫生组织和国际糖尿病联盟（International Diabetes Federation, IDF）共同以糖尿病的病因和临床表现为依据,将糖尿病分为四类。1 型糖尿病（胰岛素依赖型糖尿病, Insulin Dependent Diabetes Mellitus, IDDM）、2 型糖尿病（非胰岛素依赖型糖尿病, Non-Insulin Dependent Diabetes Mellitus, NIDDM）、妊娠糖尿病（Gestational Diabetes Mellitus, GDM）和其他特殊类型糖尿病[2-4]。目前,中国、美国、日本等都采用这种分类标准。

1.1.1.1 1 型糖尿病

1 型糖尿病是由于机体免疫系统对自身作出攻击的自体免疫疾病[5,6]。1 型糖尿病患者的胰岛 B 细胞由于自身免疫或者外界因素导致其遭受破坏,而不能分泌胰岛素,从而造成胰岛素的绝对不足。目前,世界范围内 1 型糖尿病患者的比例大约在 10% 左右。调查表明,1 型糖尿病多发生在青少年时期[6]。此类糖尿病的主要特征为:"三多一少",即多尿、多饮、多食,体重变少。目前,对 1 型糖尿病的治疗主要依靠注射胰岛素,同时以适量运动以及调整饮食结构为辅。

1.1.1.2 2 型糖尿病

2 型糖尿病是由于胰岛素的相对分泌不足,和（或）胰岛素抵抗为主要病因引起的一类糖尿病[2]。胰岛素的相对分泌不足,是指由于 2 型糖尿病患者饮食中摄入的糖类物质,超出机体分泌胰岛素调节的最高水平,从而导致血液中葡萄糖持续偏高,严重者会出现尿糖。胰岛素抵抗是指由于患者胰岛 B 细胞分泌的胰岛素在效应细胞（如肌肉细胞、脂肪细胞、肝脏细胞等）中的敏感程度下降所引起的胰岛素效率下降的总称[7]。

目前，2 型糖尿病患者占糖尿病的比例较高，约 90% 以上[1,8]。2 型糖尿病与 1 型糖尿病有很多不同，主要差异在于患者的体重多表现为超重、肥胖[9,10]。此类糖尿病患者发病时间多出现在 30~40 岁，有部分是由遗传因素引起的，属于先天易感染糖尿病的群体[11]。

2 型糖尿病患者，胰岛 B 细胞没有被完全破坏，能够分泌少量胰岛素，因此，在患病前期不需要依靠注射胰岛素治疗。目前，对 2 型糖尿病患者治疗主要是通过药物刺激胰岛 B 细胞分泌胰岛素，以及增加胰岛素对效应靶细胞的敏感度。

1.1.1.3 妊娠糖尿病

妊娠糖尿病是指女性在妊娠期间出现的糖尿病[12,13]。妇女在确定怀孕后，若发现糖耐量降低或明显的糖尿病，不论分娩后这一情况是否持续，均认为是妊娠糖尿病[13]。妊娠糖尿病是一类特殊的糖尿病，目前对其分类仍有很多不同观点，有学者建议取消，也有很多学者主张把妊娠糖尿病归入 2 型糖尿病[14]。正常女性在怀孕期，糖耐量也会出现偏低，主要原因在于，怀孕期母体需要摄入更多的营养，以维持胎儿的正常发育，因此，有部分学者认为，妊娠糖尿病可能是一种假性糖尿病[14]。30% 的妊娠糖尿病患者，在胎儿出生后，会转变为 2 型糖尿病，因此，学界对此类糖尿病还存在争议[15]。

1.1.1.4 其他特殊类型的糖尿病

其他类型糖尿病比较少见，包括一系列继发性或病因明确的糖尿病：胰岛素受体基因异常、胰岛 B 细胞功能基因异常、胰腺疾病、内分泌疾病、药物或化学制剂所致、非常见型免疫调节糖尿病、感染、胰岛素自身免疫综合征及其他遗传病伴糖尿病[1,13]。

1.1.2 糖尿病并发症

糖尿病患者持续的糖代谢异常引起脂代谢、蛋白代谢异常,进而导致机体组织和器官,甚至系统受到损害,从而引起各种糖尿病并发症。研究表明,糖尿病患者中有70%以上都伴随有不同程度的并发症[16]。有学者研究表明,糖尿病并发症的发病原因是氧化损伤,异常的糖代谢,产生过剩的自由基,从而对机体器官或者组织造成损伤,进而产生病变[17]。糖尿病并发症种类比较多,分类比较困难,目前采用比较多的分类是把糖尿病并发症分为慢性并发症(diabetes-related chronic compliations,DCC)以及急性并发症(diabeties-related acute complications,DAC)[17-19]。

1.1.2.1 急性糖尿病并发症

糖尿病急性并发症主要有三大类,糖尿病酮症酸中毒(diabetic ketoacidosis,DKA)、高渗性非酮症综合征(diabetic nonketotic hyperosmolar syndrome,DNHS),以及乳酸性酸中毒(lactic acidosis,LA)[16,20,21]。

糖尿病酮症酸中毒,是指部分糖尿病患者,在一些诱因下,胰岛素不足,生糖激素异常升高,导致血糖升高,同时出现高血酮,进而出现酮尿、脱水、代谢性酸中毒等症状,是最普遍的糖尿病患者死亡的原因[21]。

糖尿病非酮症高渗综合征,是指部分患者在各种因素诱导下,引起血糖明显上升,渗透性利尿,最终导致水分和电解质丢失的类并发症[20]。严重时,患者会出现意识障碍,甚至昏迷。

糖尿病乳酸性酸中毒,是指糖尿病患者在酗酒、缺氧以及肾上腺素分泌过多等情况下,细胞无氧呼吸程度增加,导致葡萄糖酵解后,过多的乙酰丙酮酸过多的转化为乳酸,从而引起乳酸的过度累计,而导致酸中毒的一类糖尿病并发症[20]。

1.1.2.2 慢性糖尿病并发症

糖尿病慢性并发症是指糖尿病患者在持续的高血糖状态

下,各种细胞、组织、器官的损害,随着病情的恶化,最终导致机体器官功能障碍,甚至衰竭。向红丁教授等在 2001 年开始历经十年,对中国糖尿病慢性并发症调查,70% 以上的患者有至少一种慢性并发症。在慢性糖尿病并发症患者中,主要集中为微血管病变和大血管病变。

糖尿病微血管病变是糖尿病病变中最显著的一种。其主要包括视网膜病变、肾病变以及神经病变等。目前对糖尿病微血管病变的发病机理的解释中,认可度比较高的是高糖对细胞的毒性作用以及氧化应激程度增强两种[22]。高血糖会导致微血管中渗透压升高,进而导致血管壁细胞异常,继而导致微血管循环不畅而引起的病变。氧化应激异常的增加,导致机体中活性氧(ROS)的增加,过甚的活性氧会引起脂质过氧化,进而损伤微血管壁细胞膜,最终导致微血管病变。

大血管病变包括脑血管病变、缺血性心脏病、周围动脉病变等。

表 1–1　糖尿病慢性并发症
Table 1-1　Diabetic chronic complications

	糖尿病慢性 并发症	1型(%)	2型(%)	总计(%)
大血管病变	高血压	9.1	34.2	31.9
	脑血管	1.8	12.6	12.2
	心血管	4.0	17.1	15.9
	糖尿病足	2.6	5.2	5.0
微血管病变	眼部病变	20.5	35.7	34.3
	肾脏病变	22.5	34.7	33.6
	神经病变	4.9	61.8	60.3
	总病率	50.4	75.5	73.2

—○ 1.2 糖尿病治疗现状 ○—

糖尿病是一种综合性的疾病,一旦不幸患病,几乎需要终身治疗。目前对糖尿病的治疗主要有五种方法:胰岛素注射、口服降糖药物、饮食治疗、运动治疗以及心理调节治疗等。合理的饮食结构,能够从根源上减少糖类物质的摄入,减轻胰岛 B 细胞的负担,同时也能够减轻机体以糖代谢为核心的一系列代谢的负荷,从而对糖尿病的病情起到控制作用[23,24]。适量的运动能够促进患者机体内能量物质的分解代谢,同时也增加细胞对胰岛素的敏感度,特别是肌肉细胞[25,26]。精神、心理的辅导也能对糖尿病防治起到很大的积极作用[27,28]。部分糖尿病患者会伴随有一定程度的抑郁症,积极的心态首先能够起到安慰剂的作用,其次,如果情况不稳定,容易导致发怒,进而引起血压升高,从而加重血液循环的负担。目前,对糖尿病的药物治疗最主要的方式是注射胰岛素和口服降糖药物。

口服降糖药物是治疗控制糖尿病以及其并发症的最主要的方法,因此对其研究较多。根据降糖的原理不同,可以将降糖药物分为四大类:促进胰岛素分泌类药物、双胍类药物、α-葡萄糖苷酶抑制剂、噻唑烷二酮类药物增敏剂等。

1.2.1 促进胰岛素分泌类药物

促进胰岛素分泌类药物的作用是促进二型糖尿病人机体中胰岛 B 细胞的分泌,增加胰岛素的量,从而起到更好的平衡血糖的作用。目前,促进胰岛素分泌的药物主要分为磺酰脲类药物和非磺酰脲类药物(磺酰脲类似物)两大类[29]。磺酰脲类药物早期的作用是作为抗生素抑制细菌的增殖,后来意外发现,服用此类药物后,患者的血糖会下降,于是,磺酰脲类药物被用于治疗糖尿病。研究发现,磺酰脲类药物的降糖机理,主要通过胰岛 B 细胞上的磺酰脲受体结合,而引起 ATP 敏感的 K^+ 通道被抑制,进而引起去极化,造成依赖电压的 Ca^{2+} 通道的激活,从而引起细胞内 Ca^{2+} 的释放,同时通过主动运输把胰岛素释放到胞外[30-34]。

　　促进胰岛素分泌药物经过长时间的发展,目前已进入到第三代。第一代主要包括甲苯磺丁脲和氯磺丙脲;第二代包括格列本脲、格列吡嗪、格列齐特、格列喹酮等;第三代,主要是格列苯脲[35]。目前第一代促胰岛素分泌药物,由于其对肝脏和肾脏有一定的损害,造成恶心、头痛等不良症状,已基本退出临床使用。第二代促胰岛素分泌药物的降血糖效果比第一代更好,作用时间更长,但是有引起低血糖的风险。第三代促胰岛素分泌药物主要是格列苯脲,其余磺脲受体结合和分离比较快,不良反应更少[30,36]。

表 1-2　主要促胰岛素分泌药物名称以及结构
Table 1-2　The name and structures promote insulin secretion drugs

名　称	结　构
一代	
甲苯磺丁脲	
氯磺丙脲	
二代	
格列本脲	
格列吡嗪	

续　表

名　称	结　构
格列齐特	
二代 格列喹酮	
三代　格列苯脲	

1.2.2　双胍类药物

双胍类药物目前使用比较广泛,在2型糖尿病治疗史上已应用近半个世纪,主要有盐酸二甲双胍、盐酸苯乙双胍等[37-39]。对于双胍类药物的降血糖机理,目前仍未有最终的定论。有文献报道,其作用机理可能与抑制二肽基肽酶活性有关,同时能够增强胰升糖素样肽-1(GLP-1)[40]。二甲双胍类药物是国际糖尿病联盟推荐药物,其可以单独使用,也可以与其他降糖药物联合使用。但是,双胍类药物对肝脏和肾脏有一定的损害,因此,患者如果伴随有肝脏或者肾脏疾病,需要谨慎使用。

表 1-3　主要双胍类药物名称以及结构

Table 1-3　The name and structures of biguanide drugs

名　称	结　构
盐酸二甲双胍	
盐酸苯乙双胍	

1.2.3　α-葡萄糖苷酶抑制剂

α-葡萄糖苷酶抑制剂主要是通过"缓控释放"机理来降低血糖含量,即通过对小肠细胞 α-葡萄糖苷酶的抑制作用,减缓肠道中糖类物质的分解,进而降低葡萄糖进入血液的速度,从而起到降糖效果[41-43]。目前使用比较广泛的 α-葡萄糖苷酶抑制剂,是阿卡波糖(acarbose)和伏格列波糖(voglibose)[44,45]。但是由于阿卡波糖和伏格列波糖主要在肠道起作用,二者对肠道的菌群影响比较大,因此,对肠道功能有一定的影响。目前,许多研究表明,许多天然产物也能够对 α-葡萄糖苷酶起到抑制作用,从而起到降血糖的效果[42,46,47]。

表 1-4　主要 α-葡萄糖苷酶抑制剂名称以及结构

Table 1-4　The name and structures of α-glucosidase inhibitors

名　称	结　构
阿卡波糖	
伏格列波糖	

1.2.4　噻唑烷二酮类药物增敏剂

噻唑烷二酮类药物（thiazolidinediones，TZD）主要的作用机理是增加胰岛素对效应细胞，如脂肪细胞、肝脏细胞、肌肉细胞等的敏感度，从而加快血糖向糖原以及其他非糖物质的转化，同时也能够促进葡萄糖供能[48,49]。此类药物主要是通过激活过氧化物酶体增殖物激活受体－γ（PPAR－γ），进而调控葡萄糖以及相关脂肪代谢。能够促进脂肪细胞、肝脏细胞以及肌肉细胞对葡萄糖的摄取，进而降低血液中葡萄糖的浓度，从而起到降低血糖的作用。同时能够减少糖原以及非糖物质向葡萄糖的转化[49]。目前使用比较广泛的噻唑烷二酮类药物主要有吡格列酮（pioglitazone）以及罗格列酮（rosiglitazone）。噻唑烷二酮类药物主要的不良反应是对肝脏和心脏有一定的损害，因此，糖尿病患者中伴随有肝脏或者心脏疾病的，需要慎重用药。

表 1-5　主要噻唑烷二酮类药物名称以及结构

Table 1-5　The name and structures of thiazolidinediones

名　称	结　构
吡格列酮	
罗格列酮	

1.3　天然产物降血糖现状

糖尿病在中医理论中被称为"消渴症"，最早可以追溯到

《黄帝内经》中,在汉代有系统完整的消渴症的专篇论述[50]。可见中医对糖尿病的研究历史非常久远。中医理论中,阴虚内热以及瘀血阻络是糖尿病的内因。因此,对糖尿病的治疗策略主要为养阴清热,同时辅以活血化瘀等。中医理论中对消渴症的分类主要分三类,阴虚热盛型、气阴两虚型以及阴阳两虚型。对于不同种类的消渴症,有不同的治疗方案,其中涉及大量的中药。大量的中药以及其他天然产物被应用到糖尿病的治疗中,如,桑叶、大枣、黄芪、枸杞、黄精、五味子、山茱萸等[51-54]。

随着科学技术的发展,中医界开启中医现代化的学潮。通过西方科学的方法,来探索中药中真正起作用的活性成分。由于中医的博大精深,对其研究需要非常久的时间。中药体系中尤其是复方中药,其成分非常复杂,因此,药汤中的活性成分,需要不断地分离、检测、验证。

随着研究的不断深入,大量的活性成分被发现,目前发现有降糖作用的活性成分,主要分为四大类,多糖类、皂苷类、黄酮类和生物碱等[55-57]。

1.3.1　多糖类

多糖是来自动物、植物以及微生物的天然大分子物质[58]。多糖有很多功能,如提供能量、传递信息、构建细胞骨架等,参与细胞多种生命活动[58,59]。随着研究的深入,多糖现在成为医学以及食品行业的新中心[60]。许多学者对多糖的降血糖机理展开了系统研究,大量能够调节血糖代谢的多糖被发现[61,62]。

刘成梅等从百合中分离纯化到两种多糖,LP_1和LP_2,通过对四氧嘧啶造模的糖尿病小鼠灌胃,发现两者都能起到显著的降血糖效果,并且降糖效果与LP_1和LP_2的使用量呈正相关[63]。王靖等学者从知母中分离得到知母粗多糖,通过腹腔注射给四氧嘧啶高血糖模型小鼠后,发现知母多糖可以降低模型小鼠血糖含量,同时也能降低肝糖原的量[64]。熊学敏等人从南瓜中分离纯化得到的南瓜多糖,将其注射到四氧嘧啶造模的大鼠中,发现其能够降低糖尿病大鼠血糖的含量[65]。Li 等从桑叶中分离得到桑叶多糖,并对其进行降血糖研究,发现其能显著降低四氧嘧啶糖尿病小鼠的血糖含量,同时也能降低糖化血红蛋白、甘油三酯以及天冬氨酸氨基转移酶和丙氨酸氨基转移酶的含量,其降血糖机理可能与桑叶多糖抗氧化能力有关[66]。Zeng 等人从荷叶中分离出一种含硒多糖 LLP,并且将其灌胃给药给糖尿病怀孕大鼠模型,发现其对模型鼠的抗氧化酶活性和胰岛素抵抗有显著的调节作用[67]。Akofoed-Enevoldsen 团队以及 Mahargo 团队分别从灵芝中提取出多糖肽 PsP,发现其能够降低糖尿病大鼠模型的血糖含量,也能降低糖尿病大鼠中丙二醛的含量,同时能够提高 SOD 的含量,其降低血糖机理可能与减弱氧化应激强度有关[61,68,69]。

除此之外,银耳多糖[70]、冬虫夏草多糖[71]、人参多糖[72]、木耳多糖[73]、海带多糖[74]、麦冬多糖[75]、薏苡仁多糖[76,77]以及丹皮多糖等都具有降血糖的作用。

1.3.2 皂苷类

皂苷(saponins)是菌类、植物以及海洋生物中的一类次级代谢产物[78]。皂苷主要有两大类,其一为以萜类为苷元和糖残基结合构成,另一类为以螺旋甾烷为苷元和糖残基构成[79,80]。药理学证明,皂苷有很多药理活性,如抗炎、抑菌、调节免疫以及降血糖等[78]。Dadu 等学者对皂苷以及三萜类物质降血糖方面的研究进行了系统的调查,发现目前约有 36 000 篇相关的报道,由此可见,皂苷在降血糖药物中扮演着极其重要的角色[81]。

Yu 等学者对穿龙薯蓣进行研究,从中提取分离到穿龙薯蓣总皂苷,并且将其应用到链脲佐菌素诱导的糖尿病大鼠中,发现穿龙薯蓣总皂苷能够降低空腹血糖和血清脂质参数水平,改善口服葡萄糖和胰岛素耐量试验水平,显著增加胰岛素,减少过量自由基,能够起到很好的降血糖效果。进一步研究表明,穿龙薯蓣总皂苷增加肝糖原,减少脂质液泡的产生和减轻肝损伤,能够上调 IRS-1、GLUT-4、p-Akt 和 AMPK,同时能够明显降低 PEPCK、G6Pase、GSK-3β 和 GSK-3β 的活性,增加 PFK、PK 和 GK 活性的基因表达[82]。

Onoagbe 等学者研究表明,非洲杞果的总苷提取物具有长期(24 周)抗糖尿病和抗高血脂作用。在这项研究中,也评估了总苷提取物的短期(28 d)抗糖尿病、抗高脂血症和抗氧化效果。与未治疗的糖尿病组相比,10 mg / kg 和 20 mg / kg 体重的皂苷处理的雄性糖尿病大鼠均显著($P < 0.05$)增加了 HDL-胆固醇浓度。与正常对照组相比,糖尿病对照组的血清和组织丙二醛(MDA)浓度显著增加($P < 0.05$),用总皂苷治疗显著($P < 0.05$)降低 MDA 浓度。与未治疗的糖尿病对照相比,皂苷组中的血清和组织超氧化物歧化酶(SOD),谷胱甘肽 -S- 转移酶(GST)和过氧化氢酶(CAT)活性增加。因此,非洲杞果总皂苷能够起到抗糖尿病作用[83]。

Lu 等学者对从黄精中提取到总皂苷,并且研究其在链脲佐菌素(STZ)诱导的糖尿病大鼠中的血糖调节活性和机制。通过灌胃的方法将总皂苷用于 STZ 诱导的 8 周糖尿病大鼠。观察体重、食物摄取、血糖、血清胰岛素和脂质指数的变化,应用全基因组表达谱分析黄精总皂苷处理后的基因表达变化。结果表明,黄精总皂苷能够有效缓解糖尿病大鼠的高血糖和高脂血症,上调 GLUT4 的表达,同时下调胰岛素信号通路中 G6P 的表达。在肝脏中,AMPK 和 GK 的表达增加。此外,黄精皂苷还能够分别促进骨骼肌中的 GLUT4 和脂肪组织中的 PPAR-γ 的表达。总之,黄精总皂苷是通过促进糖原形成,促进外周组织中的葡萄糖利用,从而起到降血糖效果[84]。

此外,玉米须总皂苷[85]、蒺藜皂苷[86]、苦瓜皂苷[87]、葫芦巴总皂苷[88]以及人参皂苷[89]等都具有一定的降血糖作用。

1.3.3 生物碱

植物生物碱（alkaloid），是植物预防外来微生物、动物和病毒等的攻击而形成的一类次级代谢物，是植物生长过程中防御不良环境的主要物质[90]。从结构上讲，生物碱是一类碱性含氮化合物，由于结构中包括有氮元素，因此呈现一定的碱性特征。目前，发现的生物碱有 1 万多种，主要包括吡啶类生物碱、喹啉类生物碱、吲哚类生物碱、嘌呤类生物碱、咪唑类生物碱、吡嗪类生物碱和甾醇类生物碱等。

近来，学者们发现，部分生物碱能够起到调控血糖的作用。朱佳颖等学者，把黄连中小柴碱、黄连碱和药根碱等生物碱，用于 HepG2 细胞胰岛素抵抗模型以及四氧嘧啶诱导的高血糖小鼠中，发现这几种生物碱能够提高细胞对葡萄糖的消耗能力，改善胰岛素抵抗；同时，也能够降低高血糖小鼠血液中的丙二醛（MDA）和醛糖还原酶的含量，也能够提高 SOD 的活性[91]。陈新等人也对黄连生物碱降血糖机理进行了详细研究，发现小柴碱、黄连碱以及巴马汀能够改善糖尿病小鼠的氧化应激能力，同时发现三种生物碱在降血糖方面有协同作用[91]。

官惠敏等用超声波强化提取得到托盘根总生物碱，并且通过 α-葡萄糖苷酶抑制模型，来研究其降血糖效果。研究发现，当总生物碱含量为 50 g/L 时，α-葡萄糖苷酶的抑制率为 48%，具有一定的降血糖作用[92]。刘凡等通过灌胃桑叶总生物碱给链脲佐菌素糖尿病小鼠，发现桑叶总生物碱能够显著降低模型鼠的空腹血糖，而且高剂量组的降血糖效果比阿卡波糖好[93]。周炎等人从桑叶中提取 1-脱氧野尻霉素，并研究了其对 α-葡萄糖苷酶活性的影响，发现 1-脱氧野尻霉素能够显著地抑制 α-葡萄糖苷酶活力[94]。Xie 等人提取莲子心中总生物碱，然后检测它们对高脂诱导的胰岛素抵抗的小鼠，发现它们能够明显改善胰岛素抵抗[95]。

由于生物碱结构复杂，目前对其降血糖研究仍主要集中在总生物碱层面。

1.3.4　黄酮类

黄酮类化合物,是植物在适应自然界生境过程中合成的一类次级代谢产物,其种类较多,结构复杂[96,97]。从结构上讲,黄酮是一类多酚类化合物,组成其结构的骨架为两个苯环以及连接二者的三碳单元[96-98]。目前,已经发现有7000多种黄酮类物质,其中大部分在植物体内以糖苷的形式存在[99]。

随着对天然产物研究的深入,发现黄酮有很多医学功能,如抗氧化、降低血压、降低心脏病的风险、降低血糖、抗肿瘤等活性[99,100]。

表 1-6　主要降血糖天然产物

Table 1-6　The main hypoglycemic natural products

种　类	实　例
多糖类	魔芋多糖、麦冬多糖、螺旋藻多糖、南瓜多糖、银耳多糖、薏苡仁多糖、海带多糖、黄芪多糖、牡丹皮多糖、灵芝多糖和黄精多糖等
皂苷类	荔枝核皂苷、蒺藜皂苷、山茱萸环烯醚萜总苷、人参皂苷和枸果苷等
黄酮类	藤茶总黄酮、黄杞总黄酮、荞麦种子总黄酮、葛根素、苦骨异黄酮和银杏黄酮等
生物碱类	小檗碱、葫芦巴碱、桑叶的生物碱成分和川芎嗪等

Lukačínová等学者将槲皮素以及白杨素通过灌胃给药方式,研究二者对四氧嘧啶糖尿病模型大鼠的降血糖效果。发现白杨素在低剂量时就能显著地降低糖尿病大鼠的血糖含量,而槲皮素不仅能够降低血糖含量,改善糖尿病大鼠体内的氧化应激状态,显著增加SOD、CAT等酶的含量[101]。Wu等人从甘草中提取到一种黄酮-光甘草定,发现其能够显著地降低链脲霉素诱

导的糖尿病小鼠模型中的血糖含量。同时,检测发现,光甘草定能够提高模型鼠的葡萄糖耐量以及超氧化物歧化酶活性,并且能够显著降低肝脏、肾脏以及胰腺中丙二醛的含量[102]。

李燕等学者从俄色茶中提取得到俄色总黄酮,并且将其灌胃给链脲佐菌素诱导的糖尿病小鼠,发现其能够显著降低肝糖原的合成,同时也能够降低血糖的含量,在降血糖方面有一定的前景[103]。罗超等人从石参中提取得到石参总黄酮,研究其在体外的抗血糖活性,发现其能够显著抑制 α-葡萄糖苷酶活力,因此可能有一定的降血糖作用[104]。单俊杰等人从葫芦巴中提取得到芹菜素黄酮苷,使用四氧嘧啶诱导的糖尿病小鼠研究其降血糖效果,发现四种芹菜素黄酮苷都能降低血糖含量。同时,能够降低血脂的含量,以及促进肝糖原的合成[105]。程丽艳等人研究葛根素、黄芩苷、水飞蓟素、槲皮素和橙皮苷等10种黄酮对糖尿病鼠降血糖效果,发现它们主要是通过抗氧化活性,来改善胰岛素抵抗的状态,进而降低血糖含量。同时发现,黄酮两个苯环的取代情况对降血糖的活性影响很大[106]。

——○ 1.4 2型糖尿病模型 ○——

2型糖尿病是一类主要由于胰岛素抵抗引起的胰岛素相对不足,进而导致高血糖,最终形成糖尿病。对于2型糖尿病的研究不断地深入,越来越多的模型被用到2型糖尿病药物的研究与开发中。目前,拥有单一的酶活性实验,到二维的细胞实验,再到三维的动物实验,一套相对成熟,同时在不断完善的模型体系。

2型糖尿病是一种复杂的代谢性疾病,因此,对其模型的研究也比较多,准确可靠、重复性强和简单方便的模型成为2型糖尿病研究的必经之路。目前,对2型糖尿病药物筛选中使用比较多的模型有五大类：α-葡萄糖苷酶抑制剂模型、HepG2肝细胞胰岛素抵抗模型、3T3-L1脂肪细胞胰岛素抵抗模型、C2C12肌肉胰岛素抵抗模型和动物模型等。

1.4.1　α-葡萄糖苷酶抑制剂模型

α-葡萄糖苷酶是存在于小肠的一类葡萄糖苷酶，主要功能为催化肠道中多糖类以及寡糖类物质分解为葡萄糖等单糖[107]。人体进食后，食物通过口腔、食道和胃等消化道后进入小肠。小肠是食物被机体吸收的主要场所，食物在小肠内经过物理、化学和生物等分解后，最终被肠壁细胞吸收，进而通过小肠毛细血管进入机体。因此，α-葡萄糖苷酶抑制剂能够显著地降低糖尿病患者餐后血糖含量。

酶对底物具有选择性，α-葡萄糖苷酶也不例外。目前，对α-葡萄糖苷酶抑制剂筛选中使用最多的底物是4-硝基酚-α-D-吡喃葡萄糖苷（PNPG）。α-葡萄糖苷酶可以水解PNPG成为硝基酚，通过光度计可以准确地检测到硝基酚的含量，进而计算出不同物质对α-葡萄糖苷酶的抑制活性。除此之外，目前还有使用蔗糖、麦芽糖和淀粉等为底物，来检测α-葡萄糖苷酶的抑制活性。但是，由于葡萄糖本身没有紫外吸收，对其检测不能通过简单的紫外可见分光光度计检测。目前，主要是通过葡萄糖氧化酶试剂盒对其检测，成本比较高，也容易受检测环境的影响，因此使用相对少。

为进一步接近人体的结构，细胞水平的α-葡萄糖苷酶实验也受到重视。目前，使用比较多的模型是Caco-2细胞[108]。Caco-2细胞是一种小肠癌细胞，具有功能完善的α-葡萄糖苷酶，因此用其来模拟α-葡萄糖苷酶抑制剂的活性[108]。

1.4.2　HepG2胰岛素抵抗模型

肝脏是机体最大的代谢中心，也是葡萄糖代谢中心，当体内摄取葡萄糖大于机体所需能量,多余的葡萄糖在肝脏中转化为糖原或者其他非糖物质;当机体处于饥饿状态,肝糖原以及其他非糖物质会转变为葡萄糖,其主要反应场所也是肝脏[109]。因此,肝脏对葡萄糖的调节,起着很大的作用[109]。在 2 型糖尿病患者中,大多数伴随着肝脏代谢的紊乱。胰岛素对肝脏细胞的敏感程度直接决定着肝脏中糖代谢的效率,因此,肝脏细胞对胰岛素抵抗的模型,成为研究 2 型糖尿病药物的又一个重要模型[110]。

HepG2 细胞,是肝癌患者捐献的肝癌细胞,因其具有与正常细胞一致的糖代谢功能,同时易于培养,增殖较快,因此,其被广泛用于体外药物模型[111]。HepG2 细胞,在胰岛素、高糖、葡萄糖胺和地塞米松等外界条件的诱导下,可以形成胰岛素抵抗模型[112-114]。通过 HepG2 胰岛素抵抗模型,对胰岛素信号通路研究,从而筛选出对胰岛素抵抗起到改善的药物。

1.4.3　3T3-L1脂肪细胞胰岛素抵抗模型

脂肪一直被认为是一种能量物质,主要功能就是在葡萄糖不足的情况下,分解供能。同时脂肪也是具有御寒、防震功能的组织。而对其在机体新陈代谢中的功能了解并不多。随着科学技术的发展,越来越多的脂肪因子被发现,脂肪的功能不断地被人类发现[115]。

3T3-L1 细胞是一种前脂肪细胞,通过诱导分化可以形成成熟的脂肪细胞[116]。目前,采用最多的一种诱导剂组合为地塞米松(dexamethason,DEX)、1-甲基-3-异丁基黄嘌呤(3-isobutyl-methylxanthine,IBMX)和胰岛素(insulin)[117,118]。通过油红染色来确认诱导是否形成成熟的脂肪细胞。当形成成熟的 3T3-L1 脂肪细胞后,可以通过白细胞介素-6(IL-6)或者肿瘤坏死因子(TNF-α)或者高含量的胰岛素或者自由脂肪酸继续诱导,最终能够使 3T3-L1 细胞形成胰岛素抵抗模型[117,118]。

1.4.4 C2C12肌肉细胞胰岛素抵抗模型

肌肉细胞在葡萄糖代谢中扮演着很重要的角色,肌肉细胞不仅在能量消耗中发挥作用,其在葡萄糖摄取方面也具有重大的意义,是胰岛素调控的重要外周效应细胞之一。

目前,在科学研究中主要使用的肌肉细胞是小鼠骨骼肌细胞C2C12肌肉细胞。当前,用于诱导C2C12肌肉细胞形成胰岛素抵抗模型的主要试剂有自由脂肪酸[119,120]、肿瘤坏死因子(TNF-α)[121]。在C2C12肌肉细胞胰岛素抵抗模型中,葡萄糖转运子-4(GLUT-4)的数量显著地减少,因此,显著地影响到葡萄糖的摄入,同时胰岛素与胰岛素受体底物-1(IRS-1)也减少,直接影响胰岛素对细胞的敏感度,进而影响到整个葡萄糖代谢[122]。

1.4.5 动物模型

化学水平和细胞水平的筛选虽然比较快速,成本比较低,但是也有其不足。人体是一个复杂的三维有机体,因此,动物模型的验证是必不可少的。目前,2型糖尿病动物模型主要使用的是啮齿动物,如大鼠、小鼠以及豚鼠等。当前,使用比较广泛的模型有三大类:自发性2型糖尿病动物模型、诱导型2型糖尿病动物模型以及基因型2型糖尿病动物模型。

1.4.5.1 自发性2型糖尿病动物模型

自发性2型糖尿病动物模型是指实验动物在自然生长状态中表现出高血糖以及胰岛素抵抗等2型糖尿病症状的动物,使用比较广泛的有NSY小鼠[123]、KKA^y小鼠[124]和OLETF大鼠等[125]。

NSY小鼠模型是通过对来自远交的Jcl-ICR小鼠的葡萄糖不耐受的选择性育种,将NSY(Nagoya-Shibata-Yasuda)小鼠建立为具有糖尿病自发发展的小鼠的近交系。NSY小鼠以年龄依赖性方式自发发展糖尿病。在48周龄时,糖尿病的累积发病率为雄性98%，雌性31%。在这些小鼠的任何年龄都没有观察到严重的肥胖症和极度高胰岛素血症。24周龄的NSY小鼠中葡萄糖刺激的胰岛素分泌显著受损。形态学上，在任何年龄的NSY小鼠中均未观察到异常发现，例如胰岛的肥大或炎性改变。这些数据表明：来自胰腺B细胞的胰岛素分泌功能变化，可能有助于NSY小鼠中非胰岛素依赖性糖尿病（NIDDM）的发展。虽然胰岛素敏感性没有测量，空腹高胰岛素血症NSY小鼠表明：胰岛素抵抗也可能有助于NIDDM的发病机制。由于这些发现与人类NIDDM患者的病理生理特征相似，所以NSY小鼠被认为可用于研究NIDDM的发病机理和遗传易感性[123]。

KKA^{y}小鼠模型，KK（Kuo Kondo）老鼠来自日本KK小鼠，为体格比较大以及严格同系交配小鼠。KK鼠的主要特征为进食量大、高胰岛素血症和胰岛素抵抗，虽然食物摄取的减少可以减少肥胖和减轻高血糖症状，但是从2个月龄到4~5个月龄逐渐变成肥胖。从1967年开发的KK鼠开始，许多变异品种被培养繁殖，最流行的是携带黄色肥胖基因（A^y）的KKA^{y}小鼠。在大约8周龄KKA^{y}小鼠变得严重肥胖，高血糖和高胰岛素血症。KKA^{y}小鼠被认为是探索肥胖诱导的T2DM以及开发研究新的抗糖尿病药物的合适的模型[124]。

OLETF（Otsuka Long Evans Tokushima Fatty）大鼠模型是1982年日本研究的来自Long-Evans大鼠中选择体重大、肥胖的雄性与同系正常雌性大鼠杂交，在20多代后筛选出的大鼠模型。OLETF大鼠，约18~25周龄开始表现出糖尿病，主要特征为进食量大，高胰岛素血症，甘油三酯和胆固醇以及随年龄增加的高血糖。OLETF大鼠缺乏缩胆囊素-A受体以及肌肉中GLUT-4数量明显减少等特征。OLETF大鼠已经广泛用于研究和测试抗糖尿病药物[126]。

1.4.5.2 诱导型2型糖尿病动物模型

通过物理、化学以及生物手段损伤胰岛，同时辅助以高脂、高糖饲料,进而产生 2 型糖尿病动物模型。目前,实验中使用比较多的诱导试剂是四氧嘧啶以及链脲佐菌素。四氧嘧啶和链脲佐菌素都能对胰岛造成一定的损伤,能够模拟胰岛素分泌的减少,而高糖高脂能够使外周组织对胰岛素敏感度下降。由于其造模成功率高,价格低,目前在科研界使用也比较广泛[125]。

1.4.5.3　基因型 2 型糖尿病动物模型

基因型 2 型糖尿病动物,主要是通过生物手段敲除一个或者多个胰岛素信号通路中的重要基因,来研究其在糖尿病过程中的作用。目前,有敲除胰岛素受体的基因小鼠,其主要特征是生长迟缓,游离脂肪酸较高等。也有研究者敲除葡萄糖转运子-4,此类小鼠会出现严重的胰岛素抵抗,是研究胰岛素抵抗的较好模型。同时,也有学者成功地敲除胰岛素受体底物-1 以及胰岛素样生长因子-1,敲除后小鼠能够表现出生长迟缓以及严重的胰岛素抵抗[125]。

──○ 1.5 本书的立体依据以及研究内容 ○──

1.5.1　玛咖简介

玛咖(*Lepidium meyenii*.Walp)是一种十字花科的独行菜属的植物,原产于南美洲安第斯山脉[105]。玛咖具有极强的生命力,能够在昼夜温差大、海拔高和营养贫瘠的山地生长。秘鲁人对玛咖已经有上千年的饮食历史,同时发现玛咖有很多的药理活性。玛咖能够提高人类以及动物的免疫能力,提高高海拔地区人类以及动物的生殖能力,起到抗疲劳的作用,也具有改善更年期综合征以及治疗前列腺炎的活性,玛咖降血糖[127],被称为秘鲁"人参"[128,129]。

21 世纪初,中国开始引种玛咖,通过几年的试种后,成功在中国高海拔低纬度的云南省种植成功,在丽江就有十万亩以上。随着其价值不断地被重视,目前在四川、新疆以及西藏等地区都有大面的种植[130]。

1.5.2　玛咖成分

对玛咖的成分分析发现,玛咖中含有丰富的营养,如维生素以及氨基酸等。为进一步分析玛咖的功能成分,大量的玛咖次级代谢产物被发现,研究最多的有玛咖生物碱、硫代葡萄糖苷。生物碱以及硫代葡萄糖苷是玛咖能够适应自然界恶劣环境,所产生的抗逆性物质。

1.5.2.1　营养成分

表 1-7　玛咖营养成分含量

Table 1-7　The nutritional ingredients of maca

营养成分	含量（%）
蛋白质	8.87 ~ 11.6
脂质	1.09 ~ 2.2
碳水化合物	54.6 ~ 60.0
纤维	8.23 ~ 9.08

玛咖中含有丰富的蛋白质、不饱和脂肪酸和矿物质。干燥的玛咖块根中含有 8.87% ~ 11.6% 蛋白质,1.09% ~ 2.2% 脂类,54.6% ~ 60.0% 碳水化合物（23.4% 蔗糖、1.55% 葡萄糖、4.56% 寡糖和 30.4% 多糖）,8.23% ~ 9.08% 纤维[131]。玛咖含有 18 种或 19 种氨基酸,其中 7 个必需氨基酸（Trp 未检测）,其含量为342.6 ~ 388.6 mg / g 蛋白。不饱和脂肪酸的含量,如亚油酸和油酸,占总脂肪酸的 52.7% ~ 60.3%。玛咖根也富含矿物质,Fe 16.6, K 2 050 和 Ca 150（mg / 100g 干燥根）[132]。

表 1–8　玛咖矿物质含量

Table 1-8　The mineral contents of maca

化学元素	含量（mg/100g）
Fe	16.6
K	2050
Ca	150
Na	18.7
Mn	0.8
Cu	5.9
Zn	3.8

1.5.2.2　硫代葡萄糖苷

药理表明,硫代葡萄糖苷有抗癌抑菌等活性,玛咖含有丰富的硫代葡萄糖苷,不仅含量高,而且种类也多。鲜玛咖中硫代葡萄糖苷的含量在1%左右,是其他十字花科中硫代葡萄糖苷含量的100多倍[133]。玛咖中包含有9种硫代葡萄糖苷,具体种类见图1–1[133,134]。

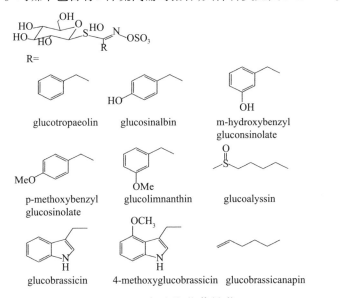

图 1–1　玛咖硫代葡萄糖苷

Fig 1-1　The structures of glucosinolates found in maca

（依次为:芸薹葡糖硫苷、白芥子苷、新葡萄糖芸薹素、葡糖糖豆瓣菜素、黑芥子苷、蒲配庭荠素、萝卜硫素、糖芥子苷和黄芥子苷）

1.5.2.3 玛咖酰胺

玛咖酰胺是玛咖的标志性成分,其属于玛咖生物碱范畴。目前有研究表明,玛咖的众多功效,如抗疲劳[135]、神经保护[136]等与玛咖酰胺有密切的关系[137]。目前为止,共发现10多种玛咖酰胺[138,139]。

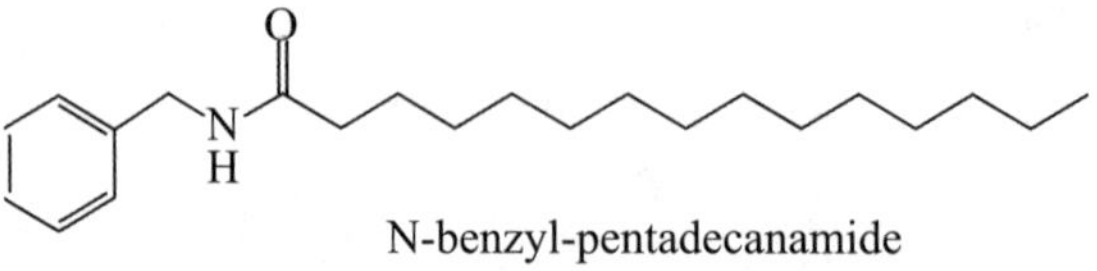

N-benzyl-pentadecanamide

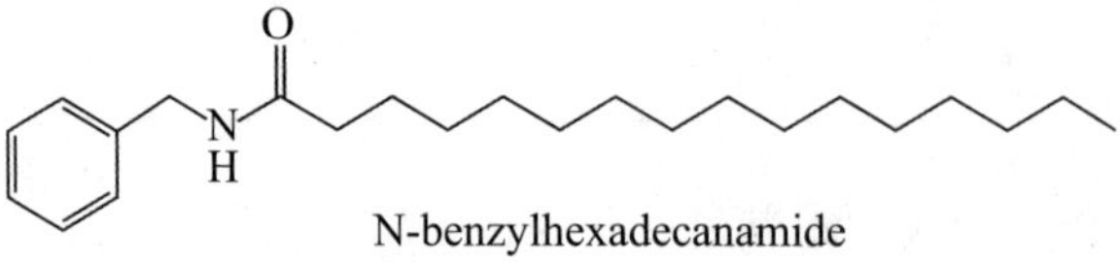

N-benzylhexadecanamide

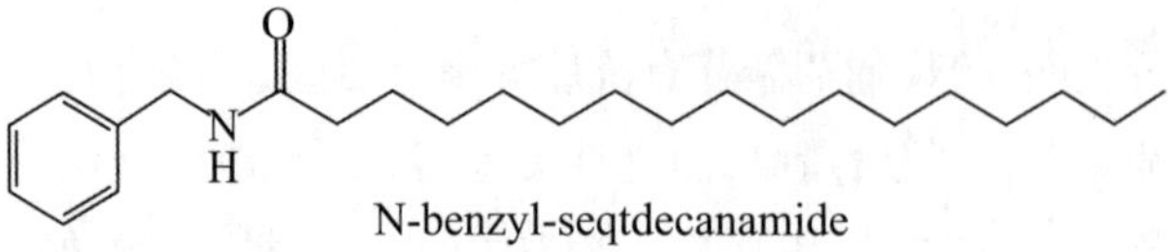

N-benzyl-seqtdecanamide

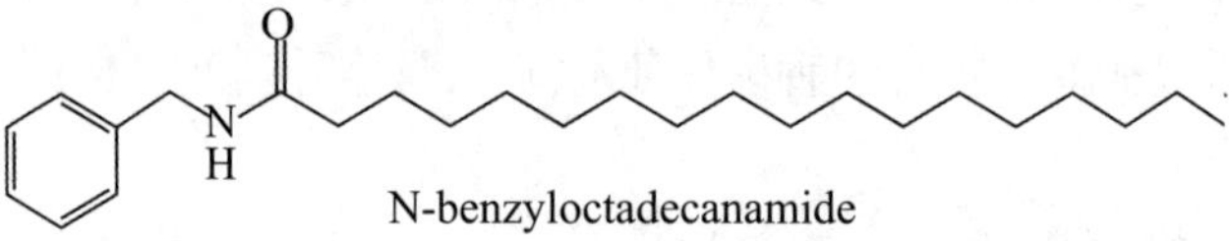

N-benzyloctadecanamide

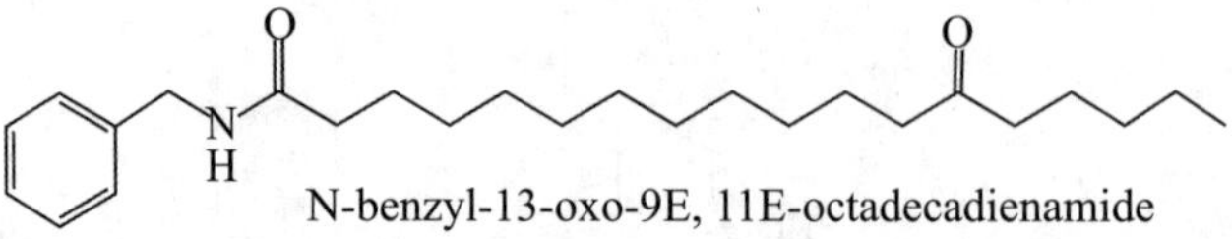

N-benzyl-13-oxo-9E, 11E-octadecadienamide

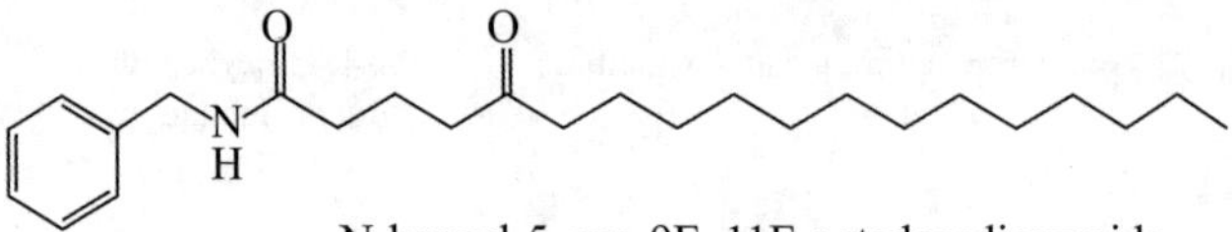

N-benzyl-5-oxo-9E, 11E-octadecadienamide

图 1-2 主要的玛咖酰胺

Fig 1-2 The main structures of macamides found in maca

(依次为:N-苄基十五烷酰胺、N-苄基十六烷酰胺、N-苄基七癸酰胺、N-苄基十八碳酰胺、N-苄基-13-氧代-9E, 11E-十八碳烯酰胺和 N-苄基-5-0xo-9E.11E-十八碳烯酰胺)

1.5.2.4 甾 醇

甾醇是植物中重要的一种次级代谢产物,目前发现有300

多种。玛咖中也有多种甾醇,其中 β-谷甾醇、菜油甾醇以及豆甾醇含量相对比较高。玛咖抗癌、抗炎以及抗氧化等功效可能与其含有甾醇有关系[140]。

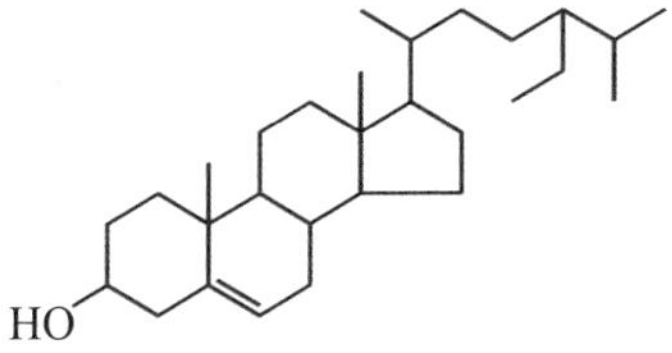

β-sitostcrol

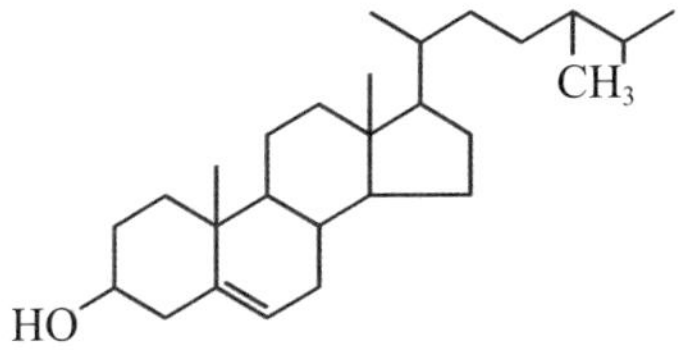

campesterol

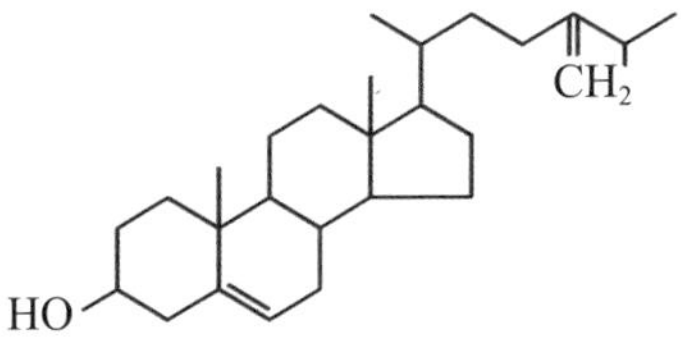

brassicasterol

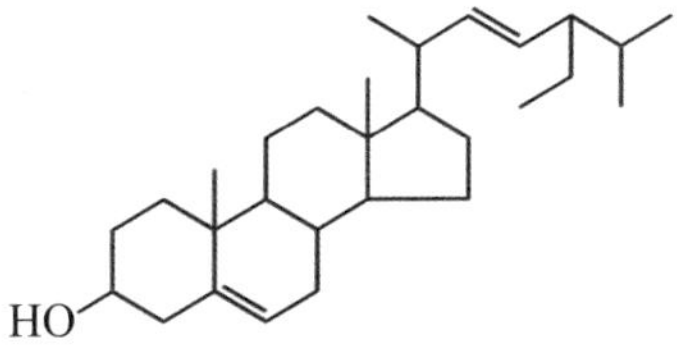

stigmasterol

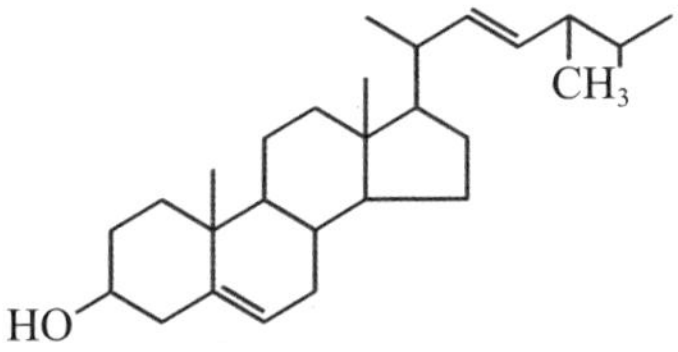

ergosteryl

图 1-3　玛咖甾醇

Fig 1-3　The main structures of sterols found in maca

(依次为：β-谷甾醇、菜油甾醇、菜籽甾醇、豆甾醇和麦角甾醇)

1.5.3　玛咖功效

玛咖被称为秘鲁"人参",在秘鲁有上千年的饮食历史,同时也是药食两用的植物。由于玛咖中具有丰富的营养物质以及种类繁多的次级代谢产物,赋予玛咖众多的药理活性。玛咖的药理活性主要有抗疲劳、提高生育力和性功能、缓解前列腺增生、降血糖作用[133]及改善妇女更年期综合征等。

1.5.3.1 抗疲劳

玛咖起始生长于高海拔地区,由于海拔高,氧气相对低海拔地区稀薄,因此,生活于此区域的人类以及动物容易产生缺氧性疲劳。后来,人们发现食用玛咖能够起到抗疲劳的功效。近年来,多位学者致力于对玛咖抗疲劳的研究,从玛咖组成中找到其抗疲劳效果的物质。余龙江等人将玛咖干粉通过灌胃方式给BALB/c小鼠给药,给药量为0.4 ~ 1.2 g/kg,连续给药30 d后,令小鼠进行负重游泳实验,发现玛咖能够延长小鼠的游泳时间,并有一定的剂量依赖性[141]。同时,余龙江等分析玛咖干粉营养成分,发现玛咖干粉中有丰富的牛磺酸、支链氨基酸和锌元素等多种抗疲劳功能成分。

Li等学者从玛咖中提取多糖MPS-1和MPS-2,并使用DEAE-52和Sephadex G-100柱纯化。通过强迫游泳实验测定MPS-1和MPS-2的抗疲劳活性,同时测定血乳酸盐(BLA),尿素氮(BUN),乳酸脱氢酶(LDH)活性和肝糖原(LG)。结果表明,MPS-1和MPS-2对疲劳相关参数呈现出剂量依赖性阳性作用;此外,MPS-2具有比MPS-1更好的抗疲劳效果[142]。

沈维治等学者通过把玛咖灌胃给健康昆明小鼠,给药30 d后,检测小鼠的负重游泳情况以及血清尿素氮、血乳酸、血红蛋白和肝糖原。结果表明,玛咖能够显著延长小鼠负重游泳时间,同时玛咖降低血乳酸和血清尿素氮的含量,显著增加血红蛋白和肝糖原的含量[143]。

1.5.3.2 提高生育力和性功能

在南美洲安第斯山区,高海拔造成当地居民生育力下降,早在印加帝国时代,玛咖就被用于提高人以及动物生育力[144,145]。2001年,Cicero等学者通过灌胃给药给雄性大鼠来研究玛咖提取物对雄性大鼠性行为的影响。通过射精量以及间隔时间等指标分析发现,75 mg/kg 剂量时玛咖提取物能够显著地缩短射精后的间隔时间,增加射精量,能够显著地提高大鼠的性行为[146]。Ana 等学者于 2005 年采用玛咖提取物灌胃给正常的 BALB/c 雌性小鼠,发现玛咖提取物能够增加小鼠每窝产仔数[144]。

Chung 等学者将玛咖水提物冻干粉以 0.01~5 g / kg 剂量灌胃给大鼠,持续 7 d 后,对体重和不同性器官(睾丸、精囊、附睾等)的重量,附睾精子计数和运动性,以及大鼠的血清睾酮和雌二醇水平进行统计。玛咖能够以剂量依赖型增加精子数,同时在 1.0 g 剂量下附睾精子计数增加。研究发现,任何剂量下,精子活力和血清雌二醇水平不受影响[147]。

研究表明,正常男性口服玛咖四个月后,射精量从 2.23 mL 提高到 2.91 mL。同时,其精子数量也从 140.95×10^6/mL 提高到 183.16×10^6/mL,活动精子数从 87.72×10^6/mL 提高到 183.16×10^6/mL[148]。2016 年,Myeong 等学者对玛咖提高生育力以及性功能的相关文献进行分析,所有文献中并没有明确是哪种成分起作用。目前推测是不饱和脂肪酸和脂溶性的玛咖酰胺的功能[149]。

1.5.3.3　缓解前列腺增生

前列腺增生(benign prostate hyperlasia,BPH)主要发生在男性老年阶段,其原因是雌雄激素失衡造成前列腺体积增大,主要症状为前列腺增大后压迫尿道,从而导致尿频、尿急等[150]。Gasco 等学者将红玛咖水提物冷冻干燥后,灌胃给睾酮诱导的前列腺增生大鼠,发现红玛咖能够减少前列腺模型鼠前列腺的重量,并且存在剂量依赖。研究表明,红玛咖提取物给药剂量在 0.1 g/kg 和 0.5 g/kg 时,其降低前列腺重量的效果优于阳性对照非那雄胺[151]。Gonzales 等学者研究黄色、黑色以及红色三种生态型的水性提取物处理的雄性大鼠,以确定对前列腺重量、上皮高度和管腔面积的影响。结果表明,红色玛咖能够显著减少大鼠腹侧前列腺大小,而黄色玛咖和黑色玛咖没有显著影响。此外,分析红玛咖对用睾酮庚酸酯处理的前列腺增生大鼠模型前列腺的作用,红色玛咖还防止了由睾酮庚酸酯处理诱导的前列腺重量增加,同时红色玛咖食用 42 d 后,睾酮庚酸酯处理诱导增加的腹前列腺上皮高度和管腔面积都出现减小[152]。

何雪梅等学者用玛咖醇提物进行抗前列腺增生研究,实验结果表明,玛咖醇提物能够缓解前列腺增生,可以减小前列腺体积以及前列腺的重量。同时推测玛咖醇提物抗前列腺增生功效可能与玛咖中高含量的硫代葡萄糖苷以及甾醇有一定的关系[153]。邹莹等学者研究玛咖水提物对小鼠前列腺增生的影响,发现玛咖水提物以及玛咖硫代葡萄糖苷都能够显著地缓解小鼠前列腺增生[154]。

1.5.3.4 改善妇女更年期综合征

更年期综合征是指女性从生殖期过渡到非生殖期,在此阶段由于卵巢衰竭,导致雌激素减少,进而影响到下丘脑–垂体–卵巢等相关组织和器官产生退化,而引起情绪变化、肌肉酸痛、眩晕、疲乏、失眠等一系列的症状[155]。

Meissner 等学者在 2005 年研究玛咖对妇女绝经早期促黄体激素(LH)、促卵泡激素(FSH)、雌激素(E2)和黄体酮(PG)的影响。研究结果表明,与安慰剂相比,食用玛咖两个月和八个月后,FSH 水平显著($P<0.05$)下降,同时,LH 水平显著($P<0.05$)增加。施用玛咖 8 个月导致 E2 和 PG 的显著($P<0.05$)增加[156]。

然而,Brooks 等学者,通过随机双盲试验,研究接受 3.5 g/d 的玛咖 6~12 周后,对绝经后志愿者的雌二醇、促卵泡激素、促黄体激素和性激素结合球蛋白的影响。结果表明,在玛咖组合安慰剂组中,雌二醇、促卵泡激素、促黄体激素和性激素结合球蛋白没有观察到差异。但是心理症状分析表明,服用玛咖后焦虑和抑郁都出现好转,和安慰剂组有明显的差异[157]。

Zhang 等学者研究玛咖醇提物对切除卵巢大鼠绝经后骨质疏松的影响,研究表明,口服 0.24 g/kg 玛咖醇提物 28 周后,切除卵巢大鼠模型的骨矿物质密度、生物力学等方面有显著的提高,从而,得出玛咖可以改善更年期妇女骨质疏松的症状[158]。总之,研究玛咖对更年期综合征的作用相对较少,临床样本量也比较少,目前没有明确其改善更年期综合征的机理。

1.5.4 研究内容

玛咖在我国是一种新资源食品,自从 10 多年前成功引种后,在我国的消费需求量逐年增加,而对玛咖的研究相对较少,直接制约着玛咖产业的进一步发展。目前对玛咖的深加工产品比较少,本书从化学一维水平、细胞二维水平以及动物三维水平出发,系统地研究玛咖中活性物质在降血糖领域所起到的作用。具体的研究路线如图 1–4 所示。

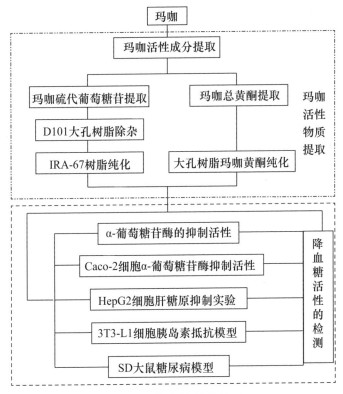

图 1–4　论文的技术路线

Fig. 1-4　Technological procedure in this thesis in this thesis

本书的主要研究内容包括：

（1）玛咖活性成分的提取

研究采用超声循环提取玛咖黄酮、玛咖硫代葡萄糖苷。

（2）玛咖硫代葡萄糖苷分离纯化

通过 D101 大孔树脂，除去玛咖硫代葡萄糖苷粗提物中的大分子物质，如多糖、蛋白质等，对玛咖硫代葡萄糖苷进行初步纯化。然后通过 IRA-67 离子交换树脂进一步纯化玛咖硫代葡萄糖苷，通过收集甲醇氨水洗脱液得到高含量玛咖硫代葡萄糖苷。

（3）玛咖黄酮分离纯化

通过静态吸附选择出最优的大孔树脂，对玛咖总黄酮进行纯化，得到高含量的玛咖黄酮。

（4）玛咖对 α-葡萄糖苷酶抑制活性作用

通过对 α-葡萄糖苷酶体外以及 Caco-2 细胞内 α-葡萄糖苷酶，两种层次的 α-葡萄糖苷酶抑制活性检测，进而检测玛咖总黄酮以及玛咖硫代葡萄糖苷在降血糖领域的初步探索。

（5）玛咖对 HepG2 肝细胞胰岛素抵抗模型研究

通过对玛咖对 HepG2 细胞胰岛素抵抗模型进行研究，探索玛咖黄酮以及玛咖硫代葡萄糖苷在肝脏细胞的胰岛素抵抗环节的影响。通过对玛咖对 HepG2 细胞肝糖原代谢影响的研究，来阐明玛咖黄酮、玛咖硫代葡萄糖苷在肝脏糖异生的作用。应用 Western blot 蛋白杂交方法检测糖异生代谢中限速酶磷酸烯醇式丙酮酸羧激酶（PEPCK）以及葡萄糖-6-磷酸酶（G6Pase）蛋白含量的变化。

（6）玛咖对 3T3-L1 脂肪细胞胰岛素抵抗模型的研究

通过对玛咖对 3T3-L1 脂肪细胞胰岛素抵抗模型进行研究，探索玛咖黄酮、玛咖硫代葡萄糖苷在肝脏细胞的胰岛素抵抗环节的影响。应用 Western blot 蛋白杂交方法检测胰岛素信号通路关键酶以及蛋白的变化。

（7）玛咖对 SD 大鼠糖尿病模型的影响

实验中通过链脲佐菌素诱导 SD 大鼠形成糖尿病模型，再通过灌胃的方法观察玛咖黄酮、玛咖硫代葡萄糖苷对糖尿病大鼠体重、血糖、糖基化蛋白、胆固醇等的影响,应用Western blot蛋白杂交方法检测胰岛素信号通路关键酶以及蛋白的变化。

第 2 章

玛咖硫代葡萄糖苷的提取纯化

—○ 2.1 引 言 ○—

硫代葡萄糖苷是玛咖的主要活性成分之一,在玛咖中含量高达1%,远远超过十字花科的其他植物[133,134]。玛咖的硫代葡萄糖苷有10多种,但主要有苄基硫代葡萄糖苷、甲氧苄基硫代葡萄糖苷、羟基苄基硫代葡萄糖苷3种[133,134]。

硫代葡萄糖苷是一类含硫含氮的活性化合物,又称硫苷,其结构包含一个D-吡喃型葡萄糖基和一个侧链,是十字花科的主要活性物质之一[159]。由于侧链R基的不同,硫代葡萄糖苷主要被分为脂肪族硫代葡萄糖苷和芳香族硫代葡萄糖苷[133]。玛咖中的3种主要硫代葡萄糖苷都是芳香族化合物,而且结构有很大相似处。硫代葡萄糖苷结构中还有亲水性的羟基、硫酸根,因此,其亲水性较强。目前主要通过离子交换树脂对硫代葡萄糖苷进行纯化。

表 2-1 玛咖硫代葡萄糖苷名称以及结构

Table 2-1 The name and structure of main glucosinolates

系统名	结　构
苄基硫代葡萄糖苷	
间甲氧苄基硫代葡萄糖苷	
对羟基苄基硫代葡萄糖苷	

2.2　实验仪器与材料

2.2.1　实验材料

玛咖样品,北京中科健宇生物科技有限公司提供,来源于云南省丽江格林恒信玛咖种植基地,由中国科学院过程工程研究所王晓东副教授鉴定。

2.2.2　主要实验试剂

药品名称	公司
硫酸酯酶（EC 3.1.6.1）	sigma公司
丙烯基硫代葡萄糖苷（sinigrin）	sigma公司
无水乙醇	国药集团化学试剂有限公司
冰醋酸	国药集团化学试剂有限公司
甲酸	国药集团化学试剂有限公司
醋酸钠	国药集团化学试剂有限公司
咪唑	国药集团化学试剂有限公司
甲醇	国药集团化学试剂有限公司
盐酸	国药集团化学试剂有限公司
氢氧化钠	北京北化精细化工品有限责任公司
乙腈（色谱纯）	Fisher Chemical公司
甲醇（色谱纯）	Fisher Chemical公司

2.2.3　主要实验仪器

高效液相色谱LC-1020	日本岛津公司
XH-C旋涡振荡仪	金坛市医疗仪器厂
亚荣旋转蒸发器RE-5220	上海亚荣生化仪器厂
超声提取仪	北京弘祥隆生物技术股份有限公司

2.2.4　主要试剂配制

醋酸钠缓冲液（0.02 mol/L pH 4.0）：准确称量27.2 mg醋酸钠（$CH_3COONa \cdot 3H_2O$），加入900 mL超纯水，用1 mol/L醋酸溶液调整pH到4.0，用超纯水定容到1 L。

甲酸咪唑溶液（6 mol/L）：准确称量40.8 g咪唑，加入22.6 mL甲酸溶解，用超纯水定容到100 mL。

sinigrin溶液（1 mg/mL）：准确称取5 mg，用超纯水定容到5 mL。

—○ **2.3　实验方法** ○——

2.3.1　硫代葡萄糖苷检测

2.3.1.1　硫代葡萄糖苷的检测原理

硫代葡萄糖苷结构中含有一个极性非常强的硫酸根,因此,样品中的硫代葡萄糖苷可以用阴离子交换树脂吸附,从而实现分离纯化。然后用硫酸酯酶将吸附的硫代葡萄糖苷中的硫酸酯键水解,此时脱硫的硫代葡萄糖苷就与树脂分离,通过对脱硫硫代葡萄糖苷的检测,间接地检测硫代葡萄糖苷的含量。本书中使用的阴离子交换树脂为 DEAE Sephadex A 25 葡聚糖凝胶树脂。

2.3.1.2　硫代葡萄糖苷检测方法

硫代葡萄糖苷的检测步骤如下:

第一步:样品中硫代葡萄糖苷的提取富集。称量 1 g 样品,使用 70% 的甲醇溶液,在 70 ℃条件下,以 1∶10 的料液比提取 20 min,提取两次合并上清液,并且用 70% 的甲醇定容到 25 mL。

第二步:树脂预处理。将 DEAE Sephadex A 25 葡聚糖凝胶树脂在醋酸溶液中酸化后,装柱,用 4 个柱体积的醋酸钠缓冲液(pH 4.0),洗涤处理 DEAE Sephadex A 25 柱,随后使用 4 个柱体积的超纯水洗涤柱子。

第三步:吸附以及酶解。吸取 2 mL 提取液上柱,待提取液完全流出后,加入 10 U/mL 的硫酸酯酶,同时将柱子转移到 35 ℃的环境中,酶解 16 h。

第四步:脱硫硫代葡萄糖苷的检测。用超纯水洗涤 DEAE Sephadex A 25 柱,并且定容到 5 mL,使用 0.22 μm 的过滤器过滤后,在高压液相色谱中检测,检测波长为进样量 10 μL、229 nm、柱温 37 ℃。

表 2-2　高压液相色谱检测条件

Table 2-2　the condition of HPLC

时　间 （min）	乙腈相 （%）	水　相 （%）
0	5	95
20	20	80
30	20	80
40	5	95

2.3.2　超声提取玛咖

第一步：将干燥的玛咖块根，粉碎，过 40 目筛，然后将 100 g 玛咖粉置于 80 ℃烘箱 4 h，以灭活黑芥子酶。

第二步：将 50 g 上述玛咖粉浸入 70% 的乙醇溶液中，以 1∶20（g/mL）的料液比，置于超声提取仪提取，提取条件为超声 900 W，占空比 1∶3，温度 50 ℃，提取 60 min。

第三步：将上述提取液离心，然后将滤液旋蒸浓缩，将浓缩液冷冻干燥。

2.3.3　硫代葡萄糖苷纯化

本书对玛咖硫代葡萄糖苷的纯化，首先，通过 D101 大空树脂去除大分子的糖类以及蛋白；其次，通过 IRA-67 离子交换树脂纯化。具体方法如下。

第一步：D101 树脂预处理，将 D101 树脂浸泡于无水乙醇，洗去树脂中的杂质，将洗干净的 D101 树脂装柱，然后用 1 mol/L 的 NaOH 和 1 mol/L 的 HCl 依次洗涤，洗出树脂中的杂质，最后用水洗至中性。

第二步：称取 2 g 上述玛咖提取物，溶解于 10 mL 超纯水中，上柱。

第三步：先用超纯水洗涤四个柱体积,再次用70%乙醇溶液洗涤至流出液无色。

第四步：浓缩上述70%乙醇收集液,冷冻干燥。

第五步：将 1 g 上述玛咖浓缩物与 2 g IRA-67 树脂混合加入 20 mL 超纯水,35 ℃,摇床混合 30 min。

第六步：用移液器移除上清液,然后向树脂中加入5%氨水甲醇溶液,35 ℃,摇床混合 30 min。

第七步：吸取上清,浓缩,冷冻干燥。

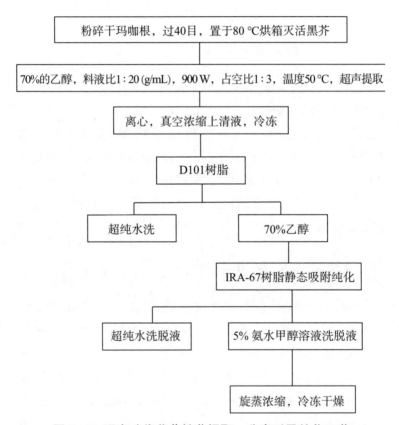

图 2-1 玛咖硫代葡萄糖苷提取、分离以及纯化工艺

Fig 2-1 Extraction, isolation and purification of glucosinolates in maca

—○ 2.4　结果与讨论 ○—

2.4.1　硫代葡萄糖苷标曲建立

本书采用内标法检测玛咖以及玛咖提取物中硫代葡萄糖苷的含量。

$$y = 8 \times 10^6 x + 81\ 309\ (R^2 = 0.998\ 7) \qquad （2\text{-}1）$$

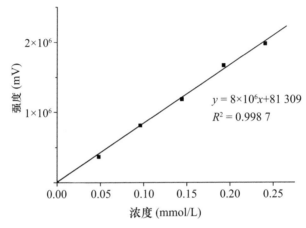

图 2-2　丙烯基硫代葡萄糖苷标准曲线

Fig 2-2　Standard curve of sinigrin

从图 2-2 中可以看出,丙烯基硫代葡萄糖苷的线性关系很好。由于采用内标法检测玛咖中硫代葡萄糖苷,而玛咖硫代葡萄糖苷都属于芳香族硫代葡萄糖苷,因此,计算其含量需要一定的校正系数,书中的矫正系数为 0.95,参考《中华人民共和国农业行业标准》NY/T1103.3—2006。

2.4.2　玛咖硫代葡萄糖苷鉴定

图 2-3 为玛咖样品的高压液相图谱,显示玛咖中主要有三种硫代葡萄糖苷,出峰时间分别是 15 min、21 min、23 min。Li 等

学者首先通过与玛咖根、茎、叶等中硫代葡萄糖苷的图谱对比初步判断出三种主要硫代葡萄糖苷依次为对羟基苄基硫代葡萄糖苷、苄基硫代葡萄糖苷、间甲氧苄基硫代葡萄糖苷[133]。为进一步确认三种硫代葡萄糖苷的具体成分以及结构,对三个主要的硫代葡萄糖苷峰进行质谱检测。

图 2–4 和图 2–5 分别为 15 min 的硫代葡萄糖苷的一级质谱以及二级质谱。从图 2–4 可知,15 min 的硫代葡萄糖苷的分子量为 345。图 2–5 为 345.8 碎片的二级质谱图,共有三个主要碎片被发现,183.8 的碎片为分子去掉葡萄糖后的碎片,207.2 的碎片为分子脱掉葡萄糖后有钠离子结合的碎片。因此,确认此处出峰为对羟基苄基硫代葡萄糖苷。

图 2–6 和图 2–7 分别为 21 min 的硫代葡萄糖苷的一级质谱以及二级质谱。从图 2–6 可知,21 min 的硫代葡萄糖苷的分子量为 329。图 2–7 为 329.8 的碎片的二级质谱图,共有两个主要碎片被发现,167.8 的碎片为分子去掉葡萄糖后的碎片,329.8 碎片为分子与氢离子结合的碎片。由此判断出此处出峰为苄基硫代葡萄糖苷。

图 2–8 和图 2–9 分别为 23 min 的硫代葡萄糖苷的一级质谱以及二级质谱。从图 2–8 可知,23 min 的硫代葡萄糖苷的分子量为 359。图 2–9 为 359.8 的碎片的二级质谱图,共有两个主要碎片被发现,198.1 的碎片为分子去掉葡萄糖后的碎片,219 的碎片为分子去掉甲氧基苄基以及氮原子后的碎片。

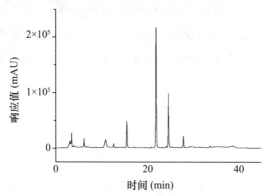

图 2–3　玛咖样品中硫代葡萄糖苷图谱

Fig 2-3　Fingerprint HPLC of glucosinolates in maca

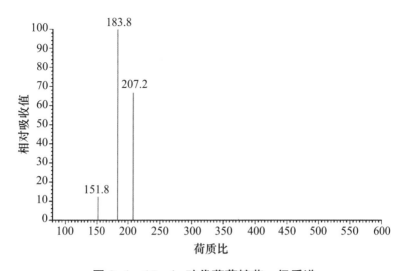

图 2-4　15 min 硫代葡萄糖苷一级质谱

Fig 2-4　MS of the peak with the retention time of 15-33 min

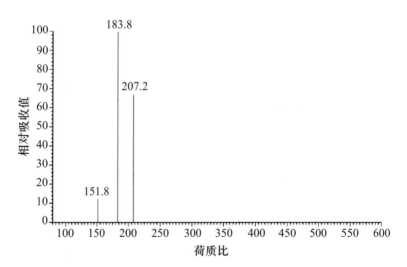

图 2-5　15 min 硫代葡萄糖苷二级质谱

Fig 2-5　MS/MS spectrometry of m/z 345-8

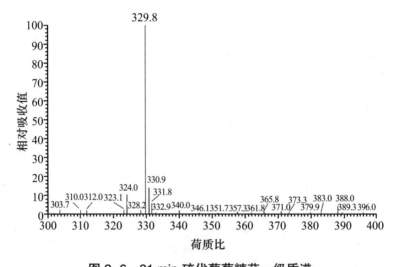

图 2-6　21 min 硫代葡萄糖苷一级质谱

Fig 2-6　MS of the peak with the retention time of 21-86 min

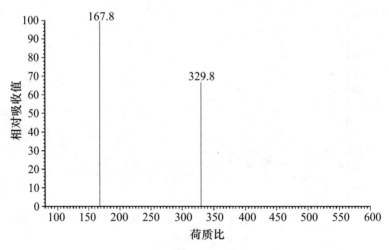

图 2-7　21 min 硫代葡萄糖苷二级质谱

Fig 2-7　MS/MS spectrometry of m/z 329-8

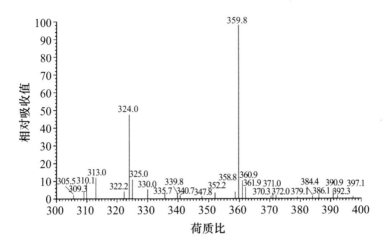

图 2-8　23 min 硫代葡萄糖苷一级质谱

Fig 2-8　MS of the peak with the retention time of 23-63 min

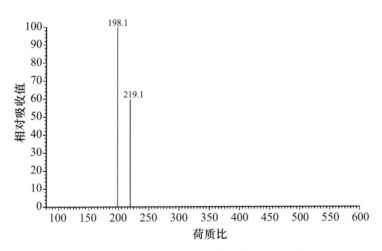

图 2-9　23 min 硫代葡萄糖苷二级质谱

Fig 2-9　MS/MS spectrometry of m/z 359-8

2.4.3　玛咖硫代葡萄糖苷含量

实验中分别检测了玛咖干粉（A）、玛咖超声提取物（B）、玛咖 D101 除蛋白多糖提取物（C）、玛咖 IRA-67 水洗脱物（D）

以及玛咖IRA-67氨水甲醇洗脱物（E）等中的硫代葡萄糖苷含量。

表 2-3　不同组分硫代葡萄糖苷含量

Table 2-3　the contents of different maca samples

	15 min 葡萄糖苷（%）	21 min 白芥子苷（%）	23 min 黑芥子苷（%）	总含量（%）
A	0.08	0.78	0.12	0.98
B	0.30	2.31	0.44	3.05
C	0.49	3.85	0.74	5.08
D	0.03	0.46	0.05	0.54
E	6.21	63.8	8.33	78.34

从表2-3中可以看出，实验中使用的玛咖块根，其硫代葡萄糖苷的含量为0.98%。通过70%乙醇溶液超声提取，冷冻干燥后其浓度达到3.05%。通过D101大孔树脂除去蛋白、多糖等大分子后，其纯度达到5.08%。为进一步得到纯度更高的硫代葡萄糖苷，通过IRA-67树脂纯化后，氨水甲醇洗脱液中硫代葡萄糖苷的纯度能够达到78.34%。而水洗脱的IRA-67树脂中，硫代葡萄糖苷的含量仅为0.54%。

——○ 2.5　小　结 ○——

硫代葡萄糖苷本身的稳定性较好，但是其比较容易受到细胞中黑芥子酶的破坏。当细胞被破碎时，黑芥子酶从溶酶体中释放，能够引起硫代葡萄糖苷的分解，因此，粉碎后立即将玛咖粉高温处理，以灭活黑芥子酶，减少硫代葡萄糖苷的分解，达到更好的提取效果。

实验中采取超声低温提取也进一步避免了硫代葡萄糖苷在高温下的分解，更大限度地防止硫代葡萄糖苷的损失。后期纯化过程中通过大孔树脂除杂、离子交换树脂进一步纯化得到高纯度的硫代葡萄糖苷。

实验中使用的玛咖样品中，硫代葡萄糖苷的含量为0.98%，通过70%乙醇溶液超声提取其含量达到3.05%；通过D101大孔树脂除去蛋白、多糖等大分子后，其纯度达到5.08%。通过IRA-67树脂纯化后，氨水甲醇洗脱液中硫代葡萄糖苷的纯度能够达到78.34%。

第 3 章

玛咖黄酮的提取纯化

—○ 3.1 引 言 ○—

　　黄酮是植物的一种次级代谢产物,其结构是由两个六碳单元通过一个三碳结构连接在一起的一类化合物。李会瑞等通过响应面优化玛咖总黄酮提取[160],周晓明等通过响应面法超声波辅助提取玛咖总黄酮[161],但是都没有进一步的纯化。本研究中使用实验室自主研发的超声波循环提取仪,对玛咖进行提取,并且通过大孔树脂进一步纯化,得到了总黄酮含量较高的样品。

—○ 3.2 实验仪器与材料 ○—

3.2.1 实验材料

　　玛咖样品,由北京中科健宇生物科技有限公司提供,来源于云南丽江格林恒信玛咖种植基地,中国科学院过程工程研究所王晓东副教授鉴定。

3.2.2 主要实验试剂

药品名称	公司
芦丁	sigma公司
盐酸	国药集团化学试剂有限公司
无水乙醇	国药集团化学试剂有限公司
氢氧化钠	北京北化精细化工品有限责任公司
亚硝酸钠	国药集团化学试剂有限公司
硝酸铝	国药集团化学试剂有限公司
NKA大孔树脂	天津南开和成树脂有限公司
AB-8大孔树脂	天津南开和成树脂有限公司
HPD-100大孔树脂	天津南开和成树脂有限公司
HPD-400大孔树脂	天津南开和成树脂有限公司
X-5大孔树脂	天津南开和成树脂有限公司
聚酰胺树脂	天津南开和成树脂有限公司

3.2.3 主要实验仪器

2802紫外可见分光光度计	UNICO公司
XH-C旋涡振荡仪	金坛市医疗仪器厂
亚荣旋转蒸发器RE-6000	上海亚荣生化仪器厂
HZQ-F160全温振荡培养箱	常州诺基仪器有限公司
超声提取仪	北京弘祥隆生物技术股份有限公司
常压玻璃层析柱	北京玻璃仪器厂

3.2.4 主要试剂配制

芦丁溶液（1 mg/mL）：准确称取5 mg，用甲醇定容到5 mL。

3.3　实验方法

3.3.1　超声提取玛咖总黄酮

第一步：将干燥的玛咖块根粉碎，过40目筛。

第二步：将50 g上述玛咖粉浸入60%的乙醇溶液中，以1：20（g/mL）的料液比，置于超声提取仪提取，提取条件为超声900 W，占空比1：3，温度50 ℃，提取60 min。

第三步：将上述提取液离心，然后将滤液旋蒸浓缩，将浓缩液冷冻干燥。

3.3.2　总黄酮的检测

总黄酮的检测使用经典的亚硝酸钠－硝酸铝法[162]。其原理是大多数黄酮的酚羟基可以在亚硝酸离子存在的碱性条件下，与铝离子发生螯合反应，形成稳定的能够显色的络合物。实验中采用芦丁为标准品，采用紫外分光光度法在510 nm下测定玛咖总黄酮含量。

具体检测方法为：取一定量的玛咖黄酮提取物溶于5 mL水中，加入0.3 mL 5%的$NaNO_2$，混匀后再加入0.3 mL 10%的$Al(NO_3)_3$，混匀，反应6 min；最后加入4 mL 4%的NaOH溶液，在510 nm处检测吸光度。

3.3.3　大孔树脂对玛咖总黄酮的纯化

3.3.3.1　大孔树脂的预处理

树脂是一种以低分子单体聚合而成的高分子聚合物。在合成过程中需要加入一定量的致孔剂以及分散剂，以使树脂形成孔径均匀的颗粒。大孔树脂在市场上流通时，其未聚合的单体以及残留的致孔剂、分散剂会对树脂的吸附性能产生影响,同时也可能会对后续的检测产生干扰。因此,在树脂使用之前需要先去除小分子残留物。目前,除去树脂残留的主要方法是先用乙醇、甲醇、丙酮等试剂洗脱,再用超纯水洗脱残留的乙醇、甲醇以及丙酮等。本实验中先用95%的乙醇溶液洗脱,再用盐酸（1 mol/L）和氢氧化钠（1 mol/L）交替冲洗三次,最后用超纯水冲到中性,待用。本实验选用5种大孔树脂,它们的树脂物理性质见表3-1。

表 3-1　大孔树脂物理特性

Table 3-1　physical properties of the macroporous resins

树脂种类	极性	表面积 （m^2/g）	孔隙直径 （$\overset{\circ}{A}$）
NKA	Nor-polar	570~590	200~220
AB-8	Moderate-polar	490~520	130~150
HPD-100	Non-polar	650~700	90~100
HPD-400	Moderate-polar	500~550	70~80
X-5	Moderate-polar	500~600	290~310

3.3.3.2　大孔树脂的静态吸附

玛咖黄酮在动态吸附纯化前,需要选择合适的大孔树脂,实验中大孔树脂的选择主要是通过静态吸附量以及解吸率来确定。准确称量3.3.3.1中预处理好的各种树脂5 g,置于烧杯中,准确加入20 mL,用水配制成的5 mg/mL 的3.3.1中提取的玛咖粗提物溶液,置于恒温摇床中常温摇荡24 h,过滤,检测滤液中玛咖总黄酮含量。进而计算5种树脂的吸附量以及吸附率。

$$吸附量 = \frac{C_0V_0 - C_1V_1}{W} \qquad (3-1)$$

$$吸附率 = \frac{C_0V_0 - C_1V_1}{C_0V_0} \times 100\% \qquad (3-2)$$

其中, C_0 为起始玛咖样品中黄酮浓度（mg/mL）; V_0 为起始玛咖样品的体积（mL）; C_1 吸附平衡后溶液中黄酮浓度（mg/mL）; V_1 为滤液的体积（mL）; W 为树脂质量（g）。

同时将 50 mL 无水乙醇加入上述树脂中, 继续置于恒温摇床中常温摇荡 24 h, 过滤, 然后检测滤液中玛咖总黄酮含量, 根据总黄酮解吸量得到解吸率。

$$解吸率 = \frac{C_2 V_2}{C_0 V_0 - C_1 V_1} \times 100\% \qquad (3-3)$$

其中, C_0 为起始玛咖样品中黄酮浓度（mg/mL）; V_0 为起始玛咖样品的体积（mL）; C_1 为吸附平衡后溶液中黄酮浓度（mg/mL）; V_1 为滤液的体积（mL）; C_2 为解吸平衡后溶液中的黄酮浓度（mg/mL）; V_2 为解吸后滤液的体积（mL）。

3.3.3.3　温度对大孔树脂的吸附及解吸影响

依据吸附率、解吸率选择出最佳的大孔树脂为 AB-8, 进一步考察温度对 AB-8 吸附率及解吸率的影响, 实验选择温度范围: 15~35 ℃。

3.3.3.4　pH 对大孔树脂的吸附及解吸的影响

考察 pH 对 AB-8 吸附率、解吸率的影响, 实验选择 pH 为: 5、6、7、8、9。

3.3.3.5　大孔树脂的动态吸附纯化

从上述条件中选择出最佳的大孔树脂及其温度、pH 条件, 用于玛咖黄酮的纯化。在室温条件下, 采用湿法装柱的方法, 玻璃层析柱直径 1.5 cm, 高度 20 cm。

3.3.3.6　流速对吸附的影响

使用大孔树脂纯化物质时, 需要优化上样流速。流速过快, 活性物质容易泄露; 流速过慢, 则纯化时间延长, 因此, 需要选择一个合适的流速。实验中使用 0.6 mL/min、1.0 mL/min、1.4 mL/min,

固定上样浓度为2.0 mg/mL,每隔8 mL收集一次流出液,通过光度计法检测流出液体中总黄酮的含量。

3.3.3.7 大孔树脂纯化玛咖总黄酮

按照上述优化好的流速上样,结束后先用超纯水洗大孔树脂至无浑浊,然后换60%乙醇溶液解吸,每隔10 mL收集一管,通过光度计法检测玛咖总黄酮含量。

3.3.4 聚酰胺树脂吸附

3.3.4.1 聚酰胺树脂的预处理

使用95%乙醇溶液浸泡处理聚酰胺树脂24 h后,用超纯水冲洗到无醇味再用氢氧化钠溶液(1 mol/L)和盐酸溶液(1 mol/L)交替冲洗三次,最后用超纯水冲洗到中性,待用。

3.3.4.2 聚酰胺树脂纯化

将3.3.3大孔树脂纯化后的玛咖总黄酮,再次用聚酰胺树脂纯化,方法同3.3.3.7。

———○ 3.4 结果与讨论 ○———

3.4.1 玛咖粗提物黄酮含量

玛咖总黄酮检测采用芦丁作为标准品,图3-1所示为芦丁标准线,根据黄酮标曲得到线性回归方程为:

$$y = 2.4465x - 0.0519 \quad (R^2 = 0.9992) \qquad (3-4)$$

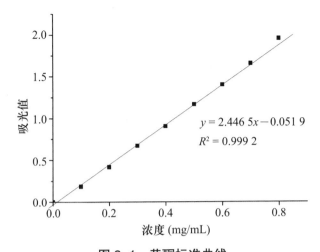

图 3-1　黄酮标准曲线

Fig 3-1　Standard curve of flavonoids

　　实验中采用超声辅助循环提取方法,实验所用玛咖原料的总黄酮含量为0.31%,玛咖提取物中黄酮的含量为1.75%(见表3-2)。

表 3-2　玛咖材料以及玛咖提取物中黄酮的含量

Table 3-2　The flavonoids contents of different maca samples

样品	含量（%）
原材料	0.31
提取物	1.75

3.4.2　玛咖静态吸附

3.4.2.1　大孔树脂的筛选

　　5种大孔树脂对玛咖黄酮的吸附率以及解吸率见表3-3。大孔树脂对目标物质的吸附与树脂极性强弱、孔径大小以及颗粒尺寸有关。从表中可以得知,X-5的吸附量和吸附率都是最高的，但是其解吸率比较低，只有73.54%，不便于洗脱。而AB-8的吸附率比X-5低一点，但是其解吸率是最高的，因此，后续纯化选择AB-8大孔树脂。

表 3-3 不同大孔树脂对玛咖黄酮吸附情况

Table 3-3 Adsorption and desorption with the macroporous resins to maca flavonoids

树脂种类	树脂质量（g）	吸附量（mg/g）	吸附率（%）	解析率（%）
NKA	1.07	19.78	78.35	77.64
AB-8	0.99	24.52	92.67	89.78
HPD-100	1.13	16.94	74.16	84.59
HPD-400	1.06	21.36	82.69	81.66
X-5	1.04	25.24	93.31	73.54

3.4.2.2 温度对吸附及解吸的影响

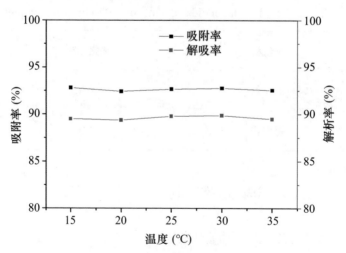

图 3-2 温度对玛咖总黄酮吸附及解吸的影响

Fig 3-2 Effects of temperature on the Adsorption and desorption of maca total flavonoids

从图3-2可以看出,温度对玛咖黄酮的吸附及解吸影响都不大。考虑方便操作,后续AB-8的纯化在室温下进行。

3.4.2.3　pH对吸附及解吸的影响

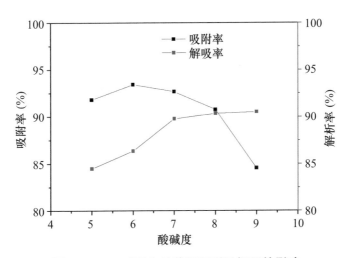

图 3-3　pH 对玛咖总黄酮吸附及解吸的影响

Fig 3-3　Effects of pH on the Adsorption and desorption of maca total flavonoids

从图3-3可知,pH对玛咖黄酮的吸附有较大的影响,吸附率先随着pH增加而上升,pH=6时达到最大,然后随着pH上升,吸附率迅速下降。究其原因可能是黄酮结构中含酚羟基,使得黄酮本身呈现一定的酸性。当pH处于碱性时,酚羟基与氢氧根结合,导致黄酮不能有效地和大孔树脂结合,从而降低了树脂的吸附量。在玛咖黄酮的解吸过程中,随着pH升高解吸率上升,在酸性条件时升高较快,而在中性以及碱性条件时趋于稳定,因此,后续纯化选择在中性条件下操作。

3.4.3　大孔树脂纯化玛咖黄酮

3.4.3.1　流速对AB-8树脂吸附玛咖黄酮的影响

根据3.4.2中优化的温度及pH条件,将玛咖粗提物以2.0 mg/mL

的浓度加入 AB–8 大孔树脂中，设定泄漏点为 1 : 10。从图 3–4 中可以看出，随着流速的增加，收集相同体积的液体其流出液中黄酮含量在增加，当流速为 0.6 mL/min 时收集 40 mL 时才会出现黄酮泄漏，而流速在 1.4 mL/min 时，在 20 mL 左右就会出现泄漏；流速在 1.0 mL/min 时，大约在 30 mL 左右出现泄漏。考虑到时间以及纯化效率，选择 1.0 mL/min 上样。

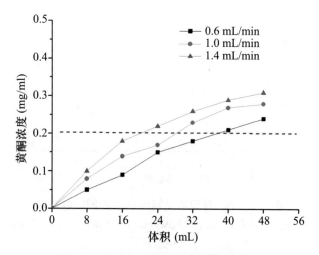

图 3–4　流速对玛咖总黄酮吸附影响

Fig 3-4　Effects of flow velocity on the adsorption of maca total flavonoids

3.4.3.2　AB–8 纯化玛咖黄酮

图 3–5 所示为 AB–8 树脂的洗脱曲线，横坐标为管数，每管 10 mL，前 5 管为超纯水洗脱，第 6 管开始加入 60% 的乙醇溶液。从图中可以看出，玛咖总黄酮主要集中到 6~11 管中，为得到更高纯度的总黄酮，同时也要兼顾收率，因此，选择 8~10 管的收集液用于后期再纯化。合并 8~10 管收集液，依次真空浓缩，冷冻干燥。用分光光度计法检测冷冻干燥后的玛咖总黄酮的含量达到 46.2%。

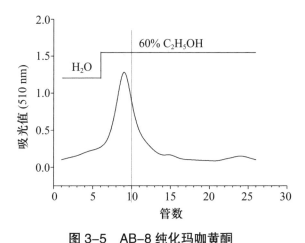

图 3-5　AB-8 纯化玛咖黄酮

Fig 3-5　Purification maca total flavonoids by AB-8

3.4.4　聚酰胺树脂纯化

　　将上述 AB-8 纯化后的玛咖总黄酮,用蒸馏水溶解,配成 2.0 mg/mL 上样母液,取 10 mL 上样到预装好的聚酰胺树脂中,每 10 mL 收集一管。图 3-6 所示为聚酰胺纯化玛咖总黄酮的洗脱曲线。从图中可以看出,玛咖总黄酮主要集中在 3～7 管。其中 5～6 管浓度较高,将其合并后,依次减压浓缩,冷冻干燥。用分光光度计法检测冷冻干燥后的玛咖总黄酮的含量达到 89.2%。

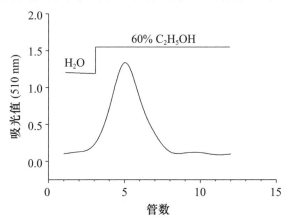

图 3-6　聚酰胺纯化玛咖总黄酮

Fig 3-6　Purification maca total flavonoids by polyamide resin

——○ 3.5 小 结 ○——

　　实验用玛咖原料的总黄酮含量为0.31%，通过超声辅助循环提取玛咖粗提取物中黄酮的含量为1.75%。通过对5种大孔树脂考察，AB-8较适用于纯化玛咖总黄酮。经过AB-8纯化后玛咖总黄酮含量达到46.2%。再用聚酰胺树脂二次纯化后玛咖总黄酮达到89.2%。

第 **4** 章
玛咖黄酮、硫代葡萄糖苷对 α – 葡萄糖苷酶的抑制作用

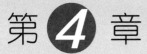

4.1 引　言

植物能够降血糖的原因之一是其含有的 α – 葡萄糖苷酶抑制剂。绝大多数中药是通过口服进入消化道，其与小肠细胞的接触时间较长，研究其对 α – 葡萄糖苷酶的抑制活性可以初步判断其是否可能有降血糖活性。

4.2　实验仪器与材料

4.2.1　细　胞

Caco-2细胞　　　　中国科学院典型培养物保藏委员会细胞库（TCHu146）

4.2.2　主要实验试剂

药品名称	公司
PNPG	sigma 公司
DMEM 培养基	Gibco 公司
氨苄青霉素	Gibco 公司
硫酸链霉素	Gibco 公司
α-葡萄糖苷酶	sigma 公司
胎牛血清	四季青生物科技公司
氯化钾	国药集团化学试剂有限公司
氯化钠	国药集团化学试剂有限公司
磷酸氢二钠	国药集团化学试剂有限公司
磷酸二氢钾	国药集团化学试剂有限公司
盐酸	国药集团化学试剂有限公司
氢氧化钠	北京北化精细化工品有限责任公司

4.2.3　主要实验仪器

酶标仪 Multiskan FC	Thermo 赛默飞世尔公司
TGL-16M 高速离心机	湘仪离心机厂
移液枪	eppendorf 公司

4.2.4　主要溶液配制

DMEM 培养液：取一小袋 DMEM 干粉，溶解于 900 mL 超纯水中，加入 3.7 g 碳酸氢钠（$NaHCO_3$），充分溶解后，调整 pH 至 7.2；加入氨苄青霉素（终浓度 100 U/mL）和硫酸链霉素（终浓度 100 U/mL）；在超净台中，过滤除菌，分装于 100 mL 的血清瓶中，4 ℃保存。

PBS 配制：分别准确称量 0.2 g KCl、8.0 g NaCl、1.44 g Na_2HPO_4 以及 0.24 g KH_2PO_4，依次加入 900 mL 超纯水中溶解，定容到

1 000 mL,无菌环境中,过滤除菌。

PNPG溶液：称取0.06 g,使用超纯水定至10 mL。

α - 葡萄糖苷酶溶液：称取0.01 g,定容至10 mL。

Na_2CO_3 溶液（0.2 mol/L）：称取2.12 g Na_2CO_3 使用超纯水定容至100 mL。

磷酸缓冲溶液（0.2 mol/L）：称取 Na_2HPO_4（相对分子量141.96）2.839 2 g,使用超纯水定容到100 mL；称取 $NaH_2PO_4 \cdot 2H_2O$（相对分子量156.01）3.120 2 g,使用超纯水定容至100 mL；量取48.7 mL Na_2HPO_4 溶液以及51.3 mL NaH_2PO_4 配制磷酸缓冲液（0.2 mol/L,pH 7.4）。

——○ 4.3　实验方法 ○——

4.3.1　玛咖黄酮、硫代葡萄糖苷对 α - 葡萄糖苷酶的抑制活性

4.3.1.1　实验原理

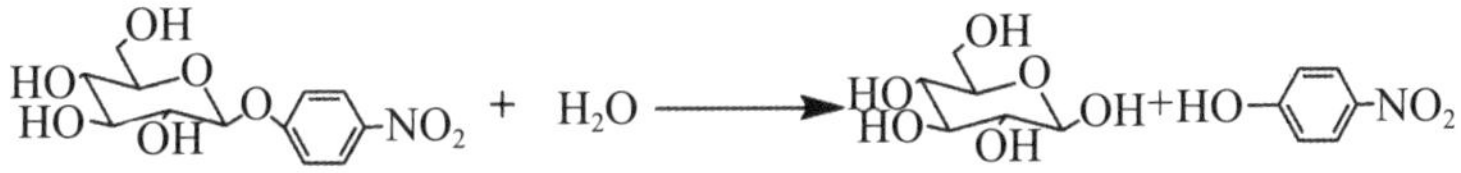

图 4-1　α - 葡萄糖苷酶催化对硝基苯基 α -D- 葡萄糖苷 (PNPG) 水解反应的方程式

Fig 4-1　The chemical equation of α-D-glucosidase hydrolysispara-nitrophenyl α-D-glucoside (PNPG)

采用无色的对硝基苯基 - α -D- 葡萄糖苷（p-PNPG）作反应底物,经 α - 葡萄糖苷酶水解后可以释放出对硝基苯酚（PNP）,PNP在碱性条件下是黄色的,吸光度越小,说明PNP的

浓度越小,即 α–葡萄糖苷酶被抑制的程度越大。

4.3.1.2　抑制体系选择

为准确检测 α–葡萄糖苷酶抑制活性,首先需要确认最佳的底物浓度、α–葡萄糖苷酶量以及反应时间。实验采用加样量为 200 μL 的总反应量,其中,PNPG 溶液 50 μL,α–葡萄糖苷酶溶液 50 μL,磷酸缓冲溶液 100 μL。

最佳 PNPG 浓度选择:分别加入 0.5、1、2、4、6 mg/mL PNPG 溶液 50 μL,加入 2 mg/mL α–葡萄糖苷酶溶液 50 μL,磷酸缓冲溶液 100 μL,反应 30 min,根据结果选择最佳 PNPG 浓度。

最佳酶量选择:选择 1.5 mg/mL 的 PNPG 溶液,分别加入 0.125、0.25、0.5、1、2 和 4 mg/mL α–葡萄糖苷酶溶液 50 μL,磷酸缓冲溶液 100 μL,反应 30 min,根据结果选择最佳酶量。

最佳反应时间选择:加入 1.5 mg/mL 的 PNPG 溶液 50 μL,1 mg/mL α–葡萄糖苷酶溶液 50 μL,磷酸缓冲溶液 100 μL,分别反应 5、10、15、20、25 和 30 min,根据结果选择最佳反应时间。

所有反应结束后,再加入 0.2 mol/L 的 Na_2CO_3 溶液 50 μL,摇匀,再在 405 nm 波长条件下测定溶液的吸光度。

4.3.1.3　α–葡萄糖苷酶活性抑制率

取 PNPG 溶液 50 μL,加入 0.2 mol/L 的磷酸缓冲溶液 50 μL,α–葡萄糖苷酶溶液 50 μL,1 mg/mL 的样品溶液 50 μL,混匀,37℃水浴反应 20 min,再加入 0.2 mol/L 的 Na_2CO_3 溶液 50 μL,摇匀,再在 405 nm 波长条件下测定溶液的吸光度。

$$抑制率 = (1 - \frac{A_3 - A_4}{A_1 - A_2}) \times 100\% \qquad (4-1)$$

空白组（A1）：PBS + 酶 + PNPG

空白背景组（A2）：PBS + 酶 + 水

抑制剂组（A3）：PBS + 酶 + PNPG + 样品

抑制剂背景组（A4）：PBS + 酶 + 水 + 样品

表 4-1 α‒葡萄糖苷酶活性抑制实验分组以及加样

Table 4-1　the groups and the sample volume in α-Glucosidase inhibitory activity

	α‒葡萄糖苷酶（μL）	PBS 缓冲液（μL）	4‒硝基苯基‒β‒D‒吡喃葡萄糖苷（μL）	样品（μL）
空白对照组	50	100	50	0
空白的对照背景组	50	150	0	0
样品组	50	50	50	50
样品背景组	50	100	0	50

4.3.1.4 抑制动力学试验

为进一步研究玛咖黄酮、硫代葡萄糖苷对 α‒葡萄糖苷酶的抑制机理，有必要研究其抑制动力学。固定玛咖样品浓度，通过改变底物 PNPG 的浓度（1、2、4、6、8 和 10 mmol/L），检测不同底物下的 α‒葡萄糖苷酶的活性。检测过程中保持 α‒葡萄糖苷酶的用量相同，每隔 3 min，在 405 nm 下检测 1 次吸光度，进而得出不同 PNPG 浓度下，α‒葡萄糖苷酶的催化活力。同时，用 Lineweave‒Burk 双倒数作图，以计算米氏常数 K_m。

4.3.2 对 Caco-2 细胞 α‒葡萄糖苷酶的抑制活性

4.3.2.1 Caco-2 细胞培养

第一步：将 Caco-2 细胞株从干冰中取出，置于 37℃的水浴锅中快速解冻。

第二步：将解冻好的Caco-2细胞在无菌条件下,转移到15 mL离心管中,加入 10 mL DMEM培养基,混匀,然后在水平离心机中1 200 r/min,离心 10 min。

第三步：弃掉培养液,再次加入 10 mL DMEM 培养基, 1 200 r/min,离心 10 min。

第四步：弃掉培养液,加入 5 mL DMEM 培养液,混匀,转移到25 cm² 培养瓶,同时将培养瓶放入 37 ℃ 5% CO_2 的恒温培养箱中培养。

4.3.2.2　玛咖黄酮、硫代葡萄糖苷对Caco-2细胞毒性实验

在进行细胞实验之前,需要对样品进行细胞毒性实验,以确定后续实验所用样品的最大浓度。具体Caco-2细胞毒性实验检测方法如下。

第一步：将Caco-2细胞以 5×10^4 /孔的细胞密度,接种到96孔板,过夜。

第二步：将96孔板培养基吸出,加入200 μL配制好的样品溶液,同时设置对照孔以及调零孔,培养 24 h。

第三步：每个孔加入20 μL的 5 mg/mL的MTT,继续培养4 h;

第四步：将96孔板的培养液移除,每孔加入150 μL的二甲基亚砜（DMSO）,以溶解第三步反应形成的甲臢,振荡溶解后,置于酶标仪中,490 nm 波长检测。

细胞存活率按照下式计算。

$$细胞存活率 = \frac{Ab_{sample} - Ab_{blank}}{Ab_{normal} - Ab_{blank}} \times 100\% \quad （4-2）$$

其中,Ab_{sample} 为检测样品的吸光度;Ab_{normal} 为正常对照组的吸光度;Ab_{blank} 为调零孔的吸光度。

4.3.2.3　玛咖黄酮、硫代葡萄糖苷对Caco-2细胞 α－葡萄糖苷酶的抑制活性

Caco-2细胞是小肠癌细胞,具有 α－葡萄糖苷酶,抑制小肠细胞中 α－葡萄糖苷酶的活性,可以使血液中葡萄糖平缓上升,从而使血液中葡萄糖不会在短时间内达到峰值。因此,Caco-2细胞常用来检测筛选降糖物质。

抑制实验分别选用蔗糖和麦芽糖为底物进行检测,阳性对照使用阿卡波糖。通过检测培养液中葡萄糖的含量来反映试样对 α－葡萄糖苷酶的抑制程度。检测葡萄糖的方法是葡萄糖氧化酶法。根据TRINDER反应原理,葡萄糖在葡萄糖氧化酶作用下生成葡萄糖酸和过氧化氢,然后用过氧化物酶催化过氧化氢,使色源物质(4－氨基安替比林)生成醌亚胺,颜色的深浅与葡萄糖的浓度成正比。

具体实验步骤如下:

第一步:将生长状态良好的Caco-2细胞,以 5×10^4/孔的细胞密度接种到96孔板中,培养 3 ~ 4 d(细胞覆盖90%左右孔面积)。

第二步:吸除96孔板中培养液,并且使用PBS溶液冲洗 2 ~ 3 次细胞。

第三步:将细胞分为3组,并按照分组加样。

第四步:将加完样品的96孔板,移到37℃ 5% CO_2 的恒温培养箱中培养 60 min。

第五步:培养结束后,用冰浴终止反应,同时准确吸取 60 μL培养液。

第六步:使用葡萄糖试剂盒检测上述培养液中葡萄糖的含量(取50 μL培养液,加入200 μL的葡萄糖试剂盒,37℃,反应 30 min;490 nm波长检测吸光度)。

表 4-2　Caco-2 细胞 α–葡萄糖苷酶活性抑制实验分组以及上样量

Table 4-2　The groups and the sample volume in α-glucosidase inhibitory activity of Caco-2 cell lines

	Caco-2细胞 （/well）	PBS 缓冲液 （μL）	底物 （μL）	样品 （μL）
空白对照组	0	200	0	0
阴性对照组	5×10^4	50	150	0
样品组	5×10^4	0	150	50
阳性对照组	5×10^4	0	150	50

Caco-2 细胞 α–葡萄糖苷酶的抑制率使用如下公式计算：

$$抑制率 = \frac{Ab_{sample} - Ab_{blank}}{Ab_{negative} - Ab_{blank}} \times 100\% \qquad (4-3)$$

其中，Ab_{sample} 为检测样品的吸光度；$Ab_{negativel}$ 为阴性对照组的吸光度；Ab_{blank} 为调零孔的吸光度。

4.4　结果与讨论

4.4.1　最佳实验体系选择

4.4.1.1　底物浓度的确定

图4-2为底物PNPG浓度对反应体系的影响，从图中可知，PNPG浓度在4 mg/mL时，反应趋于平衡，因此，后续反应体系中选择4 mg/mL的PNPG。

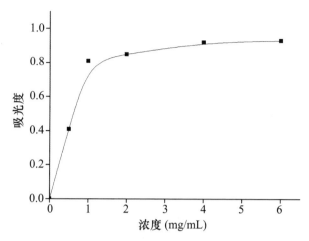

图 4-2　底物浓度对反应体系的影响

Fig 4-2　Effect of substrate concentration on reaction system

4.4.1.2　酶量的确定

图 4-3 所示为 α - 葡萄糖苷酶浓度对反应体系的影响。从图中可知，α - 葡萄糖苷酶浓度在 1 mg/mL 时，酶量趋于饱和，因此，后续反应体系中选择 1 mg/mL 的 α - 葡萄糖苷酶。

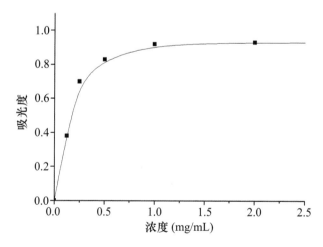

图 4-3　酶量对反应体系的影响

Fig 4-3　Effect of enzyme concentration on reaction system

4.4.1.3 反应时间的确定

图4-4所示为反应时间对反应体系的影响。从图中可知，反应时间在20 min时，对硝基苯酚的浓度趋于稳定，即酶催化反应完成，因此，后续反应体系中选择20 min的反应时间。

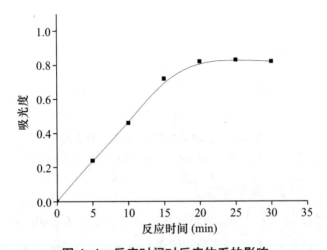

图4-4　反应时间对反应体系的影响

Fig 4-4　Effect of reaction time on reaction system

4.4.2　对 α-葡萄糖苷酶的抑制活性

图4-5所示为玛咖黄酮、硫代葡萄糖苷对 α-葡萄糖苷酶的抑制活性。从图中可以看出，随着总黄酮或硫代葡萄糖苷的浓度的增加，α-葡萄糖苷酶的抑制活性逐渐增强，呈现出正相关趋势，与阳性对照阿卡波糖相似。但和阿卡波糖比较，仍然未达到阿卡波糖相同浓度下的抑制率。

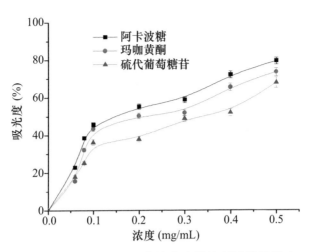

图 4-5　玛咖对 α－葡萄糖苷酶的抑制活性的影响

Fig 4-5　The inhibition to α-glucosidase for the active extracts from maca

　　表4-3为玛咖黄酮、玛咖总硫代葡萄糖苷以及阳性对照阿卡波糖对 α－葡萄糖苷酶的抑制活性的IC_{50}。阿卡波糖的IC_{50}为0.18 mg/mL，玛咖总黄酮的IC_{50}为0.21 mg/mL，玛咖总硫代葡萄糖苷的IC_{50}为0.33 mg/mL。玛咖总硫代葡萄糖苷的IC_{50}与阿卡波糖IC_{50}相比，有显著的差异。而玛咖总黄酮的IC_{50}以及与阿卡波糖IC_{50}相比，没有显著差异。

表 4-3　玛咖各活性组分对 α－葡萄糖苷酶活性的抑制活性

Table 4-3　The inhibition potency to α-glucosidase for the active extracts from maca

	阿卡波糖组	总黄酮组	总硫代葡萄糖苷组
IC_{50}（mg/mL）	0.18 ± 0.01	0.21 ± 0.01	0.33 ± 0.02*

★ 为与阿卡波糖组相比较后，$P<0.05$。

　　由此判断，玛咖黄酮、硫代葡萄糖苷对 α－葡萄糖苷酶都具有抑制作用，因此，玛咖对 α－葡萄糖苷酶的抑制属于混合的抑制，由玛咖黄酮、硫代葡萄糖苷共同起作用。

4.4.3 抑制动力学

图 4-6 为抑制活性动力学的 Lineweaver–Burk 双倒数曲线。空白对照组为不添加任何抑制剂，只有 α - 葡萄糖苷酶和 PNPG，阳性对照组为 α - 葡萄糖苷酶和 PNPG，以及加入阿卡波糖抑制剂，样品组为 α - 葡萄糖苷酶和 PNPG，以及加入玛咖黄酮或者硫代葡萄糖苷。

$$\frac{1}{v} = \frac{K_m}{v_{max}}\frac{1}{S} + \frac{1}{v_{max}} \tag{4-4}$$

$$\frac{1}{v} = \frac{K_m}{v_{max}}\left(1 + \frac{I}{K_i}\right)\frac{1}{S} + \frac{1}{v_{max}} \tag{4-5}$$

$$\frac{1}{v} = \frac{K_m}{v_{max}}\left(1 + \frac{I}{K_i}\right)\frac{1}{S} + \frac{1}{v_{max}}\left(1 + \frac{I}{K_i}\right) \tag{4-6}$$

从图 4-6 可知，和空白对照组相比较，阿卡波糖组的米氏常数 K_m 增大，而最大反应速度 v_{max} 变小，属于竞争性抑制和非竞争性抑制的混合抑制。和空白对照组相比较，玛咖总硫代葡萄糖苷组的米氏常数 K_m 变大，而最大反应速度 v_{max} 保持不变，属于竞争性抑制。和空白对照组相比较，玛咖总黄酮组的米氏常数 K_m 增大，而最大反应速度 v_{max} 变小，也属于竞争性抑制和非竞争性抑制的混合抑制。阿卡波糖对 α - 葡萄糖苷酶的最大反应速度大于玛咖黄酮对 α - 葡萄糖苷酶最大反应速度的影响。

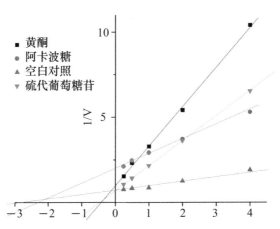

图 4-6　玛咖黄酮、硫代葡萄糖苷对 α－葡萄糖苷酶的抑制双倒数曲线

Fig 4-6　Lineweaver-Burk curves of maca extracts and acarbose

4.4.4　玛咖黄酮、硫代葡萄糖苷对Caco-2细胞 α－葡萄糖苷酶的抑制活性

4.4.4.1　玛咖黄酮、硫代葡萄糖苷的细胞毒性

在进行 α－葡萄糖苷酶的抑制活性实验之前,首先需要选择合适的样品浓度,样品浓度过高,可能会对Caco-2细胞产生一定的毒性,进而影响到Caco-2细胞 α－葡萄糖苷酶的抑制活性实验的准确度。

图4-7所示为玛咖总黄酮、玛咖总硫代葡萄糖苷以及阿卡波糖对Caco-2细胞24 h的细胞毒性。从图中可以得知,随着玛咖总黄酮、玛咖硫代葡萄糖苷以及阿卡波糖浓度增加,它们对Caco-2细胞毒性呈增长趋势,但是在浓度1 mg/mL时,它们均对Caco-2细胞没有明显的毒性。浓度增加到2 mg/mL时都出现显著的毒性($P < 0.05$)。因此,最大浓度选择1 mg/mL。

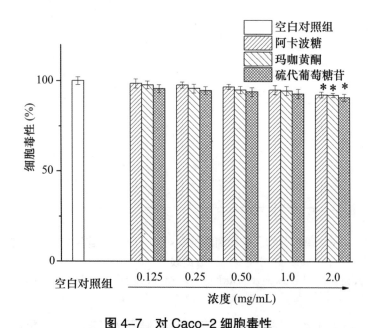

图 4-7　对 Caco-2 细胞毒性

Fig 4-7　Maca active ingredient and acarbose on Caco-2 cytotoxicity

注：* 为与阴性对照组相比较后，$P < 0.05$

4.4.4.2　对 Caco-2 细胞 α-葡萄糖苷酶的抑制活性

图 4-8 为玛咖黄酮、硫代葡萄糖苷对 α-葡萄糖苷酶的抑制活性。从图中可以看出，随着总黄酮或硫代葡萄糖苷的浓度的增加，对 α-葡萄糖苷酶的抑制活性逐渐增强，呈现正相关趋势。阳性对照阿卡波糖对 α-葡萄糖苷酶的抑制效果也与阿卡波糖的浓度呈正相关。但玛咖黄酮、硫代葡萄糖苷仍未达到阿卡波糖相同浓度下的抑制率。

表 4-4 为玛咖总黄酮、玛咖总硫代葡萄糖苷以及阳性对照阿卡波糖对 α-葡萄糖苷酶的抑制活性的 IC_{50}。阿卡波糖的 IC_{50} 为 0.26 mg/mL，玛咖总黄酮的 IC_{50} 为 0.41 mg/mL，玛咖总硫代葡萄糖苷的 IC_{50} 为 0.73 mg/mL。玛咖总黄酮的 IC_{50} 以及玛咖总硫代葡萄糖苷的 IC_{50} 与阿卡波糖 IC_{50} 相比，有显著的差异。

玛咖黄酮、玛咖硫代葡萄糖苷以及阿卡波糖对 Caco-2 细胞 α-葡萄糖苷酶的抑制活性，明显分别小于它们对 α-葡萄糖苷酶的抑制活性。主要原因可能有两点：①Caco-2 细胞 α - 葡萄糖苷酶的量可能低于体外 α - 葡萄糖苷酶量；②3 种样品与 Caco-2 细胞 α - 葡萄糖苷酶的接触比体外 α - 葡萄糖苷酶更加困难，即活化能高[163]。

上述实验结果以及 4.4.2 结果表明，玛咖黄酮通过与 α - 葡萄糖苷酶结合后，影响到底物（蔗糖或者麦芽糖）与 α - 葡萄糖苷酶的结合，从而抑制 α - 葡萄糖苷酶。而玛咖硫代葡萄糖苷主要是通过与底物（蔗糖或者麦芽糖）竞争 α - 葡萄糖苷酶的结合位点，从而抑制 α - 葡萄糖苷酶的活性。

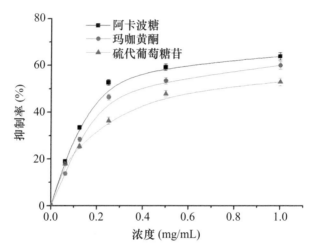

图 4-8 玛咖对 Caco-2 细胞 α - 葡萄糖苷酶的抑制活性的影响

Fig 4-8 The inhibition to α-glucosidase of Caco-2 for the active extracts from maca

表 4-4 玛咖各活性组分对 Caco-2 细胞 α - 葡萄糖苷酶活性的抑制活性

Table 4-4 The inhibition potency to α-glucosidase of Caco-2 cell for the active extracts from maca

	阿卡波糖	总黄酮	总硫代葡萄糖苷
IC_{50}（mg/mL）	0.26 ± 0.02	$0.41 \pm 0.01^*$	$0.73 \pm 0.02^{**}$

注：* 为与阿卡波糖组相比较后，$P < 0.05$；** 为与阿卡波糖组相比较后，$P < 0.01$

—○4.5 小 结○—

　　本章初步探究玛咖总黄酮、玛咖硫代葡萄糖苷对体外 α -葡萄糖苷酶以及Caco-2细胞水平的 α -葡萄糖苷酶的抑制活性。实验结果表明,玛咖黄酮的体外 α -葡萄糖苷酶（ IC_{50} 为0.21 mg/mL）和Caco-2细胞水平的 α -葡萄糖苷酶（ IC_{50} 为0.41 mg/mL）的抑制活性,均优于玛咖硫代葡萄糖苷的抑制活性（ IC_{50} 0.33 mg/mL和0.73 mg/mL）。但是两者没有显著的差异,因此,玛咖降血糖是因为玛咖黄酮及硫代葡萄糖苷共同对 α -葡萄糖苷酶的抑制作用。

第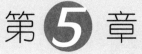章

玛咖黄酮、硫代葡萄糖苷对HepG2 细胞胰岛素抵抗模型的影响

5.1 引 言

　　肝脏是人体能量代谢的中枢,从小肠吸收的葡萄糖的30%左右在肝脏中代谢,合成肝糖原,转换为非糖物质等[164]。2型糖尿病患者,绝大多数都伴随有胰岛素抵抗,尤其是肝脏组织中,因此,研究药物对胰岛素抵抗时,肝组织是必不可少的环节。HepG2细胞是目前体外肝脏胰岛素抵抗使用最多的模型,通过脂肪酸以及高胰岛素诱导HepG2细胞可以产生胰岛素抵抗。

5.2 实验仪器与材料

5.2.1 细 胞

HepG2细胞　　　　　中国科学院典型培养物保藏委员会细胞库（TCHu 72）

5.2.2　主要实验试剂

药品名称	公司
油酸	sigma 公司
胰岛素	Gibco 公司
硫酸链霉素	Gibco 公司
胰蛋白酶（1∶250）	Gibco 公司
蛋白抽提试剂	Pierce 公司
BCA 蛋白定量试剂盒	Pierce 公司
BSA 标准品（2 mg/mL）	sigma 公司
10 × Tris-Glycine-SDS 电泳缓冲液	赛诺博生物有限公司
考马斯亮蓝染色液	索莱宝生物有限公司
10 × TBST pH 8.0	索莱宝生物有限公司
中分子量预染蛋白 marker（7 条带）	赛诺博生物有限公司
湿转缓冲液	赛诺博生物有限公司
丽春红染色液	赛诺博生物有限公司
丙烯酰胺（Acr）	Amresco 公司
双丙烯酰胺（Bis）	Amresco 公司
Tween-20	Amresco 公司
TEMED	Amresco 公司
DTT	Amresco 公司
三羟基氨基甲烷	Sigma 公司
甘氨酸（Glycine）	Sigma 公司
十二烷基磺酸钠（SDS）	Sigma 公司
脱氧胆酸钠	Sigma 公司
蛋白酶抑制剂	Roche 公司
磷酸酶抑制剂	Roche 公司
脱脂奶粉	伊利实业集团股份有限公司
磺基水杨酸	国药集团
山羊抗小鼠 IgG	天德悦生物科技有限责任公司

辣根过氧化物酶（HRP）　　天德悦生物科技有限责任公司
GAPDH 鼠单抗　　　　　　天德悦生物科技有限责任公司
其他试剂同4.2.1。

5.2.3　主要实验仪器

二氧化碳培养箱　　　　　　　　日本三洋公司
倒置显微镜　　　　　　　　　　中显公司
Fresco低温冷冻离心机　　　Thermo赛默飞世尔公司
MultiSkan3酶标仪　　　　　Thermo赛默飞世尔公司
Mini P-4电泳槽　　　　　　Cavoy公司
湿转电泳槽　　　　　　　　　Cavoy公司
电泳仪　　　　　　　　　　Bio-Rad公司
水平脱色摇床　　　　　　　　其林贝尔公司
pH 酸度计　　　　　　　　梅特勒托利多公司
电动组织匀浆器　　　　　　　Fluka公司
NC膜,0.45 μm孔径　　　　　Millipore公司

5.2.4　主要溶液配制

DMEM培养液：同4.2.4。

PBS缓冲液：同4.2.4。

胰岛素溶液：称量5 mg胰岛素用pH 2.0的盐酸溶解后,定容到5 mL,4 ℃保存备用。

胰蛋白酶消化液：称量0.25 g胰蛋白酶,加入80 mL PBS溶液,搅拌溶解后,定容到100 mL,在超净台中用0.22 μm的滤器过滤除菌后,4 ℃保存备用。

—∘ 5.3 实验方法 ∘—

5.3.1 玛咖黄酮、硫代葡萄糖苷对 HepG2 细胞胰岛素抵抗模型的影响

5.3.1.1 HepG2 细胞培养[114]

第一步：将 HepG2 细胞株从液氮中取出，置于 37 ℃的水浴锅中快速解冻。

第二步：将解冻好的 HepG2 细胞在无菌条件下，转移到 15 mL 离心管中，加入 10 mL DMEM 培养基，混匀，然后在水平离心机中 1 200 r/min 离心 10 min。

第三步：弃掉培养液，再次加入 10 mL DMEM 培养基，1 200 r/min 离心 10 min。

第四步：弃掉培养液，加入 5 mL DMEM 培养液，混匀，转移到 25 cm² 培养瓶，同时将培养瓶放入 37℃，5%CO₂ 恒温培养箱中培养。

第五步：细胞传代，待 HepG2 细胞贴壁大约 85%~90% 时，将培养基吸去，加入 3 mL 胰蛋白酶溶液，37 ℃消化 2~4 min；倒置显微镜下观察，细胞形态变为球形，表示消化完成，迅速加入 5 mL 培养液终止消化；用移液器吹打贴壁细胞，将其从瓶壁洗到溶液中；然后将溶液移入离心管中，1 000 r/min 离心 10 min；再将上清移除，加入 10 mL 新鲜 DMEM 培养液，用移液器将细胞和培养液混匀；最后将溶液等分到 2~3 个培养瓶中，37 ℃ 5% CO₂ 恒温培养箱中培养。

第六步：细胞冻存，待 HepG2 细胞比较多时，选择冻存一部分。冻存中前期操作同第五步，只是离心后移除上清，向细胞中加入含有 10% DMSO 的培养液，混匀，分装到冻存管中，放入程序降温盒，保存在 −80℃冰箱过夜，最后移入液氮罐保存。

5.3.1.2　HepG2细胞胰岛素抵抗模型建立

将复苏、传代后处于对数生长期的 HepG2 细胞以 4×10^4/孔接种到 96 孔板中，用终浓度为 0.5 mmol/L 油酸以及 10 μg/mL 胰岛素的 DMEM 培养液中诱导 48 h，通过葡萄糖摄取实验判断来鉴定胰岛素抵抗模型。实验中设置空白组即不添加细胞；普通组不加诱导试剂；模型组添加诱导剂。

实验中通过葡萄糖氧化酶法检测培养基中葡萄糖的含量，间接地计算 HepG2 细胞对葡萄糖的摄取情况。葡萄糖消耗率按照下式计算。

$$葡萄糖消耗率 = \frac{c_{\text{blank}} - c_{\text{model}}}{c_{\text{blank}}} \times 100\% \tag{5-1}$$

其中，c_{blank} 表示空白对照组葡萄糖浓度（mmol/L）；c_{model} 表示模型组葡萄糖浓度（mmol/L）；空白对照组与模型组和普通组的区别为空白对照组没有添加 HepG2 细胞。

5.3.1.3　玛咖黄酮、硫代葡萄糖苷对HepG2细胞培养
　　　　　 细胞的毒性试验

在进行细胞实验之前，需要对样品进行细胞毒性实验，以确定后续实验所用样品的最大浓度。具体 HepG2 细胞毒性实验检测方法如下：

第一步：将 HepG2 细胞以 5×10^4/孔的细胞密度，接种到 96 孔板，过夜。

第二步：将 96 孔板培养基吸出，加入 200 μL 配制好的样品溶液，同时设置对照孔以及调零孔，培养 24 h。

第三步：每个孔加入 20 μL 的 5 mg/mL 的 MTT，继续培养 4 h。

第四步：将 96 孔板的培养液移除，每孔加入 150 μL 的二甲基亚砜（DMSO），以溶解第三步反应形成的甲臜，振荡溶解后，置于酶标仪中，490 nm 波长检测。

细胞存活率按照下式计算。

$$细胞存活率 = \frac{Ab_{sample} - Ab_{blank}}{Ab_{normal} - Ab_{blank}} \times 100\% \qquad (5-2)$$

其中，Ab_{sample} 为检测样品的吸光度；Ab_{normal} 为正常对照组的吸光度；Ab_{blank} 为调零孔的吸光度。

5.3.1.4 玛咖黄酮、硫代葡萄糖苷对 HepG2 细胞胰岛素抵抗模型葡萄糖摄取的影响

后续实验中 HepG2 细胞胰岛素抵抗模型方法同 5.3.1.2。实验共设置 4 组，空白组中没有细胞以及其他样品，阴性对照组中只有 HepG2 胰岛素抵抗细胞；阳性对照组中不仅有 HepG2 胰岛素抵抗细胞，而且有 0.1 mg/mL 的盐酸二甲双胍；样品组分为玛咖黄酮组和玛咖硫代葡萄糖苷组，其浓度都是从 0.125~1.0 mg/mL。其检测方法也为造模完成后，添加样品，4 h 后，通过葡萄糖氧化酶试剂盒检测培养基中的葡萄糖含量来计算葡萄糖的摄取情况。

表 5-1 玛咖活性物质对 HepG2 细胞胰岛素抵抗模型葡萄糖摄取影响分组

Table 5-1 Effect of maca active substances on HepG2 cell insulin resistance model glucose uptake

组　别	HepG2细胞（/孔）	浓度（mg/mL）
对照组	0	0
阴性对照组	4×10^4	0
阳性对照组	4×10^4	0.1
	4×10^4	0.125
黄酮组	4×10^4	0.25
	4×10^4	0.5
	4×10^4	1.0

续表

组　　别	HepG2细胞（/孔）	浓度（mg/mL）
	4×10^4	0.125
硫代葡萄糖	4×10^4	0.25
苷组	4×10^4	0.5
	4×10^4	1.0

5.3.2　玛咖黄酮、硫代葡萄糖苷对HepG2细胞 模型胰岛素信号通路的影响

此节研究玛咖活性物质对 HepG2 细胞模型胰岛素信号通路中关键蛋白和关键蛋白酶的影响。主采用 Western blot 蛋白杂交的方法，检测 AMPK、PEPCK、G6Pase、CREB、TORC2 等蛋白的变化。

实验中具体分组以及操作同 5.3.1.4。不同之处在于添加样品后，48 h 后收集细胞检测关键蛋白以及关键蛋白酶的含量。具体 Western blot 操作如下。

（1）细胞蛋白抽提

预冷 RIPA 蛋白抽提试剂，加入蛋白酶抑制剂（磷酸化蛋白需要同时加入磷酸酶抑制剂）。在蛋白抽提开始前加入 PMSF 母液（0.1 mol/L），PMSF 终浓度 1 mmol/L。以细胞量∶裂解液体积 ≈ 1∶9 比例加入裂解液，在冰浴环境中进行裂解。冰上孵育 30 min，4 ℃离心，13 000 r/min，20 min。离心完成后取上清，分装保存，待测。

（2）BCA 法蛋白定量

将样品以及标准蛋白分别稀释一定倍数后，与 BCA 试剂混合，混匀后 37 ℃孵育 30 min，酶标仪 570 nm 波长滤光片读取 A 值。

（3）蛋白浓度调整

以 RIPA 调整蛋白浓度，加入 5 × 还原样品缓冲液后样品终

浓度为 4 mg/mL（不同样品具体确定），煮沸变性 5 min。

（4）目的蛋白 WB 实验

第一阶段——电泳：首先根据目的蛋白的分子量，配制 8 % 和 12 % 分离胶，浓缩胶浓度为 5%，然后目标样品以 20 μg/孔上样量。电泳条件：浓缩胶恒压 90 V，约 20 min；分离胶恒压 160 V，通过预染蛋白 marker 来确定电泳停止时间。

第二阶段——转膜：实验中采用湿转法，转膜条件：300 mA 恒流；0.45 μm 孔径 NC 膜，转膜时间 1 h。转膜完成后丽春红染色试剂对膜进行染色，观察转膜效果。

第三阶段——封闭：将膜完全浸没于 3% BSA–TBST 中室温轻摇 30 min。

第四阶段——一抗孵育：用 3% BSA–TBST 稀释一抗，室温孵育 10 min，放 4 ℃过夜。第二天从 4 ℃拿出膜，在室温孵育 30 min，TBST 洗膜 5 次，每次 3 min。

第五阶段——二抗孵育：用 5 % 脱脂奶粉 –TBST 稀释二抗，山羊抗兔 IgG（H+L）HRP 1 : 10 000，山羊抗小鼠 IgG（H+L）HRP 1 : 10 000，室温轻摇 40 min，TBST 洗膜 6 次，每次 3 min。

第六阶段——显色：ECL 加到膜上后反应 3~5 min，胶片曝光：10 s 到 3 min（曝光时间随不同光强度而调整），显影 2 min，定影。

5.4 结果与讨论

5.4.1 HepG2 细胞胰岛素抵抗模型鉴定

图 5-1 所示为正常 HepG2 细胞和胰岛素抵抗模型的 HepG2 细胞对葡萄糖摄入量的实验结果。从图中可以看出，正常 HepG2 细胞组对葡萄糖的摄取量与加入量比值为 45.46 %，而

HepG2 细胞胰岛素抵抗模型组中对葡萄糖的摄取量与加入量比值为 23.35%。两者相差将近一倍,与正常组相比,模型组对葡萄糖摄取量出现显著差异($P<0.01$),表明 HepG2 细胞胰岛素抵抗模型成功。

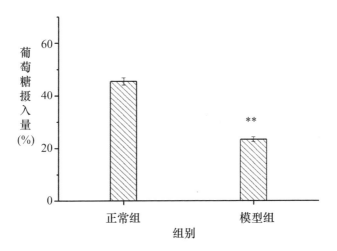

图 5-1 HepG2 细胞胰岛素抵抗模型鉴定

Fig 5-1　Identification of HepG2 Cell Insulin Resistance Model

★★ 为模型组与正常组相比的显著性($P<0.01$)

5.4.2 玛咖黄酮、硫代葡萄糖苷对 HepG2 细胞胰岛素抵抗模型葡萄糖摄取的影响

5.4.2.1 玛咖黄酮、硫代葡萄糖苷的 HepG2 细胞细胞毒性

图 5-2 所示为玛咖总黄酮、玛咖总硫代葡萄糖苷以及盐酸二甲双胍对 HepG2 细胞 24 h 的细胞毒性。从图中可知,虽然随着浓度的增加,玛咖总黄酮、玛咖硫代葡萄糖苷以及盐酸二甲双胍 HepG2 细胞的存活率下降,但三者在浓度到达 2 mg/mL 时,对 HepG2 细胞没有显著的毒性($P>0.05$)。因此,在后续实验中,选择浓度 2 mg/mL 以下都不会因细胞毒性而引起差异。上一章

节中研究玛咖总黄酮、玛咖硫代葡萄糖苷对Caco-2细胞的实验时,选择最大浓度为1 mg/mL,因此,本章节中也选择1 mg/mL。

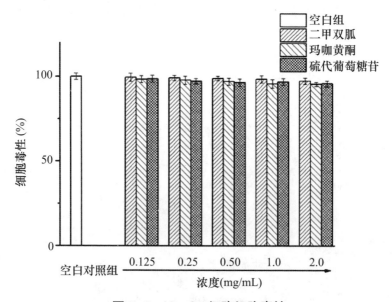

图 5-2　HepG2 细胞细胞毒性

Fig 5-2　HepG2 cell cytotoxicity

5.4.2.2　玛咖黄酮、硫代葡萄糖苷对HepG2细胞胰岛素抵抗模型葡萄糖摄取的影响

图5-3所示为玛咖活性物质对HepG2细胞胰岛素抵抗模型葡萄糖摄取量影响的实验结果。正常组为正常HepG2细胞,阴性对照组为HepG2胰岛素抵抗细胞,其中不添加样品,用等体积的PBS替代;阳性对照组为盐酸二甲双胍组;两个样品组各设置四个梯度。

从图中可以看出,和阴性对照组相比,培养基中加入盐酸二甲双胍后,HepG2胰岛素抵抗细胞对葡萄糖的摄入量显著提高($P<0.01$),但是并没有恢复到正常组水平。同时玛咖总黄酮组,随着其黄酮浓度的增加,HepG2胰岛素抵抗细胞对葡萄糖的摄入量升高,当玛咖总黄酮为0.125 mg/mL和0.25 mg/mL,虽然摄取量增加,但是没有出现显著性的差异;当玛咖黄酮浓度

继续增加到 0.5 mg/mL 时,和阴性对照组相比出现显著的差异
(P<0.05);当玛咖黄酮浓度继续增加到 1.0 mg/mL 时,和阴性对
照组相比出现更加显著的差异(P<0.01)。同样在玛咖硫代葡
萄糖苷组,随着硫代葡萄糖苷浓度的增加,HepG2 胰岛素抵抗细
胞对葡萄糖的摄入量提高,当玛咖总黄酮为 0.25 mg/mL 时,虽然
摄取量增加,但是没有出现显著性的差异;当玛咖总黄酮的浓
度增加到 0.5 mg/mL 和 1.0 mg/mL 时,和阴性对照组相比摄取量
出现显著性的差异(P<0.05)。从结果中可以看出,玛咖黄酮
组对 HepG2 胰岛素抵抗模型细胞葡萄糖摄入量的影响,低浓度
时增加不显著,高浓度时快速增加;而玛咖硫代葡萄糖苷组恰
恰相反,低浓度时增加显著,而高浓度时趋于平缓。

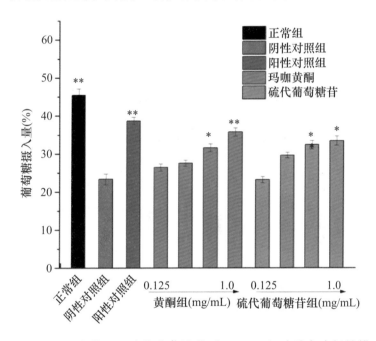

图 5-3　玛咖黄酮、硫代葡萄糖苷对 HepG2 细胞胰岛素抵抗模
型葡萄糖摄取的影响

Fig 5-3　Effect of maca on HepG2 cell insulin resistance model
glucose uptake

★ 为各组与阴性对照组相比的显著性 P<0.05;
★★ 为各组与阴性对照组相比的显著性 P<0.01

5.4.3 玛咖黄酮、硫代葡萄糖苷对HepG2细胞模型胰岛素信号通路的影响

肝脏中葡萄糖主要有三大来源：小肠吸收的葡萄糖经血液循环进入肝脏；肝糖原分解；糖异生的转化。2型糖尿病患者由于胰岛素抵抗，机体不能很好地控制糖异生代谢，从而导致血糖升高。本实验采用HepG2胰岛素抵抗模型，主要研究玛咖对糖异生环节中胰岛素信号的影响。

糖异生（Gluconeogenesis）是非糖物质转化成葡萄糖的过程。广义讲是三羧酸循环的逆向过程，但是其中关键的两步不可逆，也是糖异生的限速步骤，其涉及的酶是葡萄糖–6–磷酸酶（G6Pase）和磷酸烯醇式丙酮酸羧激酶（PEPCK）[165,166]。这两种酶在细胞中的含量高低直接决定糖异生的速度。

5.4.3.1 玛咖黄酮、硫代葡萄糖苷对PEPCK蛋白的影响

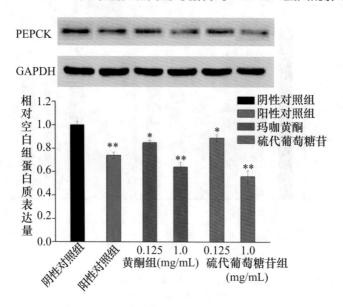

图5-4 玛咖活性物质对 PEPCK 影响

Fig 5-4　Effect of maca on PEPCK

★ 为各组与阴性对照组相比的显著性 $P<0.05$;

★★ 为各组与阴性对照组相比的显著性 $P<0.01$

磷酸烯醇式丙酮酸羧激酶（PEPCK）催化糖异生环节中草酰乙酸生成磷酸烯醇式丙酮酸。PEPCK 在细胞中的含量高低会直接影响到糖异生的速度。PEPCK 含量越高，草酰乙酸转化为磷酸烯醇式丙酮酸的速度越快，它是糖异生代谢的第一个限速步骤。

从图5-4可以看出，和阴性对照组相比，阳性对照盐酸二甲双胍能够显著地降低PEPCK的含量（$P<0.01$）；玛咖总黄酮组，在浓度为0.125 mg/mL时，和阴性对照组相比也对PEPCK含量有显著的降低（$P<0.05$），在浓度为1.0 mg/mL时，和阴性对照组相比较对PEPCK的含量影响更加显著（$P<0.01$）。同时，玛咖硫代葡萄糖苷也能够显著地使PEPCK的含量下降，且与浓度有正相关性。

5.4.3.2　玛咖黄酮、硫代葡萄糖苷对 G6Pase 蛋白的影响

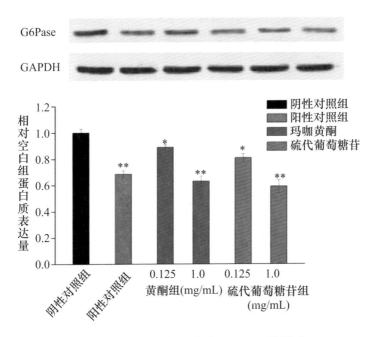

图 5-5　玛咖活性物质对 G6Pase 的影响

Fig 5-5　Effect of maca on G6Pase

★ 为各组与阴性对照组相比的显著性 $P<0.05$；
★★ 为各组与阴性对照组相比的显著性 $P<0.01$

葡萄糖 –6– 磷酸酶（G6Pase）催化糖异生环节中葡萄糖 –6– 磷酸生成葡萄糖，是最后一步。G6Pase 含量高，则糖异生最后一步就快，也是糖异生代谢中第二个限速步骤。

从图 5-5 中可以看出，和阴性对照组相比，阳性对照盐酸二甲双胍能够显著地降低 G6Pase 的含量（$P<0.01$）；玛咖总黄酮组，在浓度为 0.125 mg/mL 时，和阴性对照组相比也对 G6Pase 含量有显著的降低（$P<0.05$），在浓度为 1.0 mg/mL 时，和阴性对照组相比较对 G6Pase 的含量影响更加显著（$P<0.01$）。同时，玛咖硫代葡萄糖苷对 G6Pase 蛋白酶的影响趋势与玛咖总黄酮组相似，即与浓度有正相关性。

5.4.3.3 玛咖黄酮、硫代葡萄糖苷对 AMPK 蛋白的影响

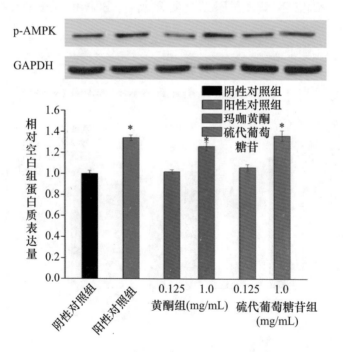

图 5-6 玛咖活性物质对 p–AMPK 的影响

Fig 5-6　Effect of maca on p-AMPK

★ 为各组与阴性对照组相比的显著性 $P<0.05$

AMP 依赖的蛋白激酶（Adenosine 5'–monophosphate（AMP）–

activated Protein Kinase，AMPK），是细胞能量代谢调节的关键蛋白酶，同时也是研究 2 型糖尿病的靶点。细胞内 AMPK 和 p-AMPK 处于一种动态平衡中，激活 AMPK 使其磷酸化可以通过调控下游的蛋白，从而对糖异生代谢起到调控作用。

从图 5-6 中可以看出，和阴性对照组相比，阳性对照盐酸二甲双胍能够显著地增加 p-AMPK 的含量（$P<0.05$）；玛咖总黄酮组，在浓度为 0.125 mg/mL 时，和阴性对照组相比对 p-AMPK 含量几乎没有影响，没有显著差异（$P>0.05$），但是在浓度为 1.0 mg/mL 时，和阴性对照组相比较对 p-AMPK 的含量显著增加（$P<0.05$）。同时，玛咖硫代葡萄糖苷在浓度为 1.0 mg/mL 时，和阴性对照组相比较对 p-AMPK 的含量也有显著性（$P<0.05$）。即玛咖总黄酮以及玛咖硫代葡萄糖苷都能增加 p-AMPK 的含量。

5.4.3.4 玛咖黄酮、硫代葡萄糖苷对 CREB 蛋白的影响

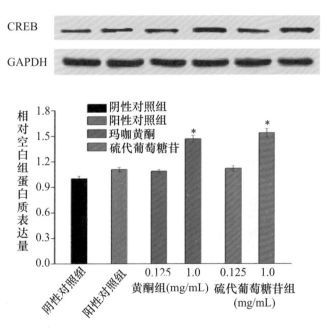

图 5-7 玛咖活性物质对 CERB 的影响

Fig 5-7　Effect of maca on CERB

★ 为各组与阴性对照组相比的显著性 $P<0.05$

环磷腺苷效应元件结合蛋白（cAMP-response element binding protein，CREB）是细胞内的一调控蛋白，可以直接调控下游基因如PEPCK和G6Pase等的转录。

从图5-7中可以看出，和阴性对照组相比，阳性对照盐酸二甲双胍能够增加CREB蛋白的含量，但是没有显著性（$P>0.05$），可能由于盐酸二甲双胍浓度低；玛咖总黄酮组，在低浓度0.125 mg/mL时，和阴性对照组相比对CREB蛋白含量几乎没有影响，没有显著差异（$P>0.05$），但是在浓度为1.0 mg/mL时，和阴性对照组相比较对CREB蛋白的含量显著增加（$P<0.05$）。同时，玛咖硫代葡萄糖苷在浓度为1.0 mg/mL时，和阴性对照组相比较对CREB蛋白的含量也有显著性（$P<0.05$）。即玛咖总黄酮以及玛咖硫代葡萄糖苷都能提高CREB蛋白的含量。

由于在细胞内CREB和p-CREB处于动态平衡中，CREB的提高意味着p-CREB蛋白含量减少。

5.4.3.5 玛咖黄酮、硫代葡萄糖苷对TORC2蛋白的影响

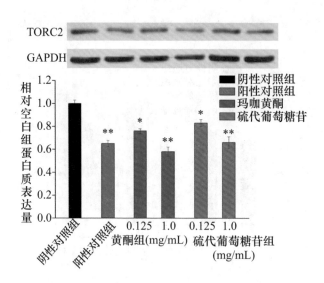

图 5-8　玛咖活性物质对 TORC2 的影响

Fig 5-8　Effect of maca on TORC2

★ 为各组与阴性对照组相比的显著性 $P<0.05$；

★★ 为各组与阴性对照组相比的显著性 $P<0.01$

环磷酸腺苷反应元件结合蛋白转录激活因子2（transducer of regulated CREB activity 2，TORC2），磷酸化的TORC2可以通过细胞核进入核内激活CREB，使CREB磷酸化，从而开启下游，如PEPCK和G6Pase等基因的转录。

从图5-8中可以看出，和阴性对照组相比，阳性对照盐酸二甲双胍能够显著地减少TORC2蛋白的含量（$P<0.01$）；玛咖总黄酮组以及硫代葡萄糖苷组，在低浓度0.125 mg/mL时，和阴性对照组相比也能够显著使TORC2蛋白含量下降（$P<0.05$），但在浓度为1.0 mg/mL时，和阴性对照组相比，能够更加显著地降低TORC2蛋白的含量（$P<0.01$）。即玛咖总黄酮以及玛咖硫代葡萄糖苷都能提高TORC2蛋白的含量。在细胞内TORC2和p-TORC2处于动态平衡中，TORC2的减少意味着p-TORC2蛋白含量增加。

图 5-9为玛咖总黄酮以及硫代葡萄糖苷对AMPK通路的影响示意图。

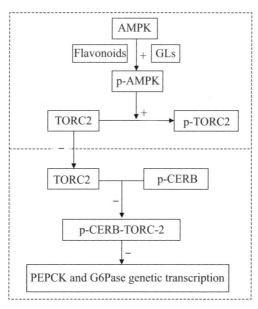

图 5-9　玛咖对糖异生的影响机制

Fig 5-9　Effect of maca on gluconeogenesis

— 5.5 小 结 —

　　玛咖总黄酮、玛咖硫代葡萄糖苷能够抑制糖异生代谢。其可能的机理为,玛咖总黄酮以及硫代葡萄糖苷能够直接激活 AMPK 蛋白,使其磷酸化形成 p–AMPK。磷酸化的 p–AMPK 可以磷酸化 TORC2 蛋白,使其形成 p–TORC2。TORC2 能够进入细胞核内与 p–CREB 结合,从而激活下游 PEPCK 以及 G6Pase 等糖异生蛋白的转录[167]。磷酸化的 p–TORC2 不能进入细胞核,从而使得高能状态的 p–CREB 向 CREB 状态转换,呈现出 CERB 含量增加状态。p–CREB 蛋白的减少最终使得糖异生代谢关键基因 PEPCK 和 G6Pase 转录减少,进而引起 PEPCK 和 G6Pase 两种关键蛋白酶的表达减少,最终导致糖异生代谢的抑制。

第 6 章

玛咖黄酮、硫代葡萄糖苷对 3T3-L1 细胞胰岛素抵抗模型的影响

6.1 引　言

脂肪组织是人体内又一个与糖代谢有直接关系的重要组织。在 2 型糖尿病人中，很多患者同时伴随有肥胖或者是超重症状。2 型糖尿病患者和肥胖患者都会出现不同程度的胰岛素抵抗，二者有密切的联系。目前在体外研究脂肪细胞的模型时主要使用 3T3-L1 小鼠前脂肪细胞，通过诱导使之成为成熟的脂肪细胞，然后通过诱导使其出现胰岛素抵抗症状。本章通过胰岛素信号通路，研究玛咖活性物质对 3T3-L1 细胞胰岛素抵抗模型的影响。

6.2　实验仪器与材料

6.2.1　细　胞

3T3-L1 细胞　中国科学院典型培养物保藏委员会细胞库（GNM25）

6.2.2　主要实验试剂

药品名称　　　　　　　　　　公司
异丁基甲基黄嘌呤　　　　　sigma 公司
地塞米松　　　　　　　　　Gibco 公司
胰岛素　　　　　　　　　　Gibco 公司
硫酸链霉素　　　　　　　　Gibco 公司
油红 O　　　　　　　　　　sigma 公司
其他试剂同 5.2.2

6.2.3　主要实验仪器

酶标仪 Multiskan FC　　　　Thermo 赛默飞世尔公司
TGL-16M 高速离心机　　　　湘仪离心机厂
二氧化碳培养箱　　　　　　日本三洋公司
倒置显微镜　　　　　　　　中显公司
其他试剂同 5.2.3。

6.2.4　主要溶液配制

DMEM 培养液：同 4.2.4。

PBS 配制：同 4.2.4。

油红 O 染色剂配制：准确称量 0.05 g 油红 O，加入 5 mL 异丙醇溶解，定容到 10 mL，作为油红染色母液，4 ℃保存；使用时按染液与超纯水 6∶4 混合，过滤。

地塞米松配制：准确称量 5 mg 地塞米松，用 5 mL 乙醇溶解，再用 PBS 定容到 25 mL，过滤除菌后 4 ℃保存备用。

胰岛素配制：称量 5 mg 胰岛素用，pH 2.0 的盐酸溶解后，定容到 5 mL，4 ℃保存备用。

异丁基甲基黄嘌呤（IDMX）：准确称量 11.1 mg 异丁基甲基黄嘌呤，用 5 mL 乙醇溶解，再用 PBS 定容到 10 mL，过滤除菌后 4 ℃保存备用。

---○ **6.3　实验方法** ○---

6.3.1　玛咖黄酮、硫代葡萄糖苷对3T3-L1细胞胰岛素抵抗模型影响

6.3.1.1　3T3-L1细胞培养

3T3-L1 前脂肪细胞的复苏、培养、传代方法同 5.3.1.1。

6.3.1.2　3T3-L1细胞胰岛素抵抗模型建立

将复苏、传代后处于对数生长期的 3T3-L1 前脂肪细胞接种到 24 孔板中，用终浓度为 0.5 mmol/L 异丁基甲基黄嘌呤、10 μg/mL 胰岛素以及 1 μmol/L 地塞米松的 DMEM 低糖培养液中诱导分化 72 h。通过油红 O 染色剂判断 3T3-L1 前脂肪细胞分化的程度。同时使用异丙醇将染色后的油红 O 溶解出，在 490 nm 波长检测吸光度，通过油红比色法判断脂肪细胞分化程度[168]。

然后将培养液换为含有 10 μg/mL 胰岛素的高糖 DMEM 培养液，继续培养 48 h，每隔 24 h，换一次培养液。培养 4 d 后通过葡萄糖摄取实验来判断胰岛素抵抗模型是否建立[169]。通过葡萄糖氧化酶法检测培养基中葡萄糖含量，间接计算脂肪细胞对葡萄糖的摄取情况。葡萄糖消耗率按式（6-1）计算。

$$葡萄糖消耗率 = \frac{c_{blank} - c_{model}}{c_{blank}} \times 100\% \qquad (6-1)$$

其中，c_{blank} 表示空白对照组葡萄糖浓度（mmol/L）；c_{model} 表示模型组葡萄糖浓度（mmol/L）；空白对照组与模型组和普通组的区别为空白对照组没有添加脂肪细胞。

6.3.1.3 玛咖黄酮、硫代葡萄糖苷的 3T3-L1 细胞培养细胞毒性试验

在进行细胞实验之前,需要对样品进行细胞毒性实验,以确定后续实验所用样品的最大浓度。具体 3T3-L1 细胞毒性实验检测方法如下。

第一步:将 3T3-L1 细胞以 5×10^4/孔的细胞密度,接种到 96 孔板,过夜。

第二步:将 96 孔板培养基吸出,加入 200 μL 配制好的样品溶液,同时设置对照孔以及调零孔,培养 24 h。

第三步:每个孔加入 20 μL 5 mg/mL 的 MTT,继续培养 4 h。

第四步:将 96 孔板的培养液移除,每孔加入 150 μL 的二甲基亚砜(DMSO),以溶解第三步反应形成的甲䐶,振荡溶解后,置于酶标仪中,490 nm 波长检测。

细胞存活率的计算按照公式(6-2)。

$$细胞存活率 = \frac{Ab_{sample} - Ab_{blank}}{Ab_{normal} - Ab_{blank}} \times 100\% \qquad (6-2)$$

其中,Ab_{sample} 为检测样品的吸光度;Ab_{normal} 为正常对照组的吸光度;Ab_{blank} 为调零孔的吸光度。

6.3.1.4 玛咖黄酮、硫代葡萄糖苷对 3T3-L1 细胞胰岛素抵抗模型葡萄糖摄取的影响

后续实验中,3T3-L1 细胞胰岛素抵抗模型方法同 6.3.1.2。玛咖活性物质对 3T3-L1 细胞胰岛素抵抗模型葡萄糖摄取影响实验共设置 4 组。空白组中没有细胞以及其他样品,阴性对照组中只有 3T3-L1 胰岛素抵抗细胞;阳性对照组中不仅有 3T3-L1 胰岛素抵抗细胞,而且有 0.1 mg/mL 的罗格列酮;样品组分为玛咖黄酮组和玛咖硫代葡萄糖苷组,其浓度都是从 0.125~1.0 mg/mL。其检测方法也为造模完成后,添加样品,4 h 后,通过葡萄糖氧化酶试剂盒检测培养基中的葡萄糖含量来计算葡萄糖的摄取。

表 6-1　玛咖活性物质对 3T3-L1 细胞胰岛素抵抗模型葡萄糖摄
取的影响的分组

Table 6-1　Effect of maca active substances on 3T3-L1 cell insulin
resistance model glucose uptake

组别	3T3-L1 细胞 （个/孔）	含量 （mg/mL）
空白对照组	0	0
阴性对照组	4×10^4	0
阳性对照组	4×10^4	0.1
黄酮组	4×10^4	0.125
	4×10^4	0.25
	4×10^4	0.5
	4×10^4	1.0
硫代葡萄糖苷组	4×10^4	0.125
	4×10^4	0.25
	4×10^4	0.5
	4×10^4	1.0

6.3.2　玛咖黄酮、硫代葡萄糖苷对 3T3-L1 细胞模型胰岛素信号通路的影响

　　此节研究玛咖活性物质对 3T3-L1 细胞模型胰岛素信号通路中关键蛋白和关键蛋白酶的影响。主要手段是通过 Western blot 蛋白杂交的方法。主要检测 PPAR-γ 和 GLUT-4 等蛋白的变化。实验中具体分组以及操作同 6.3.1.4，不同之处在于添加样品后，48 h 后收集细胞检测关键蛋白以及关键蛋白酶的含量。具体 Western blot 操作同 5.3.2。

── ◦ 6.4　结果与讨论 ◦ ──

6.4.1　3T3-L1细胞分化以及胰岛素抵抗模型鉴定

6.4.1.1　3T3-L1细胞分化

图6-1为3T3-L1脂肪细胞在分化前后的照片,其中A和B为分化3T3-L1细胞分化前状态,A为40倍显微镜照片,B为100倍下的照片。C和D为分化后的3T3-L1细胞状态,其中,C为40倍下照片,D为100倍下照片。从图A和B中可以清晰地看出,3T3-L1细胞在分化前形态为纤维形梭状细胞,而分化后,通过油红O染色,细胞变为戒疤型球形红色细胞,细胞形态发生明显的变化,表明分化诱导比较成功。

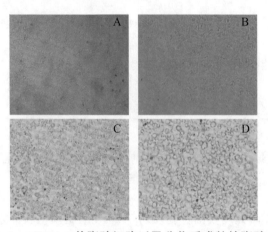

图 6-1　3T3-L1 前脂肪细胞以及分化后成熟的脂肪细胞

Fig 6-1　3T3-L1 cells and 3T3-L1 cells after differentiation

A (40×) and C(100×) is the 3T3-L1 cells and B (40×) and D(100×) 3T3-L1 cells after differentiation

为进一步定量确定细胞分化的程度,把油红O染色后的细胞,用2 mL的异丙醇处理,将染色后3T3-L1细胞中的油红O溶解到异丙醇中,通过分光光度计在490 nm检测其吸光度,来定量确定其分化程度。图6-2所示为油红O比色法的结果,显示了诱导24 h、48 h、72 h后,3T3-L细胞分化的程度。在诱导24 h后,分化程度只有48%,诱导48 h后,分化程度为86%,诱导72 h后,分化程度为91%。由此可见,随着诱导时间的增长,脂肪细胞的分化速度在逐渐减慢,在48～72 h中只增长5%,因此,后续胰岛素抵抗模型造模选择分化72 h的3T3-L1细胞。

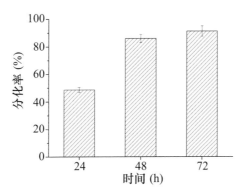

图6-2 3T3-L1前脂肪细胞分化情况

Fig 6-2 3T3-L1 cells differentiation

6.4.1.2 胰岛素抵抗模型鉴定

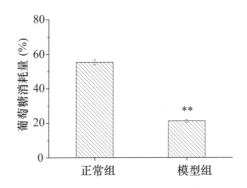

图6-3 3T3-L1细胞胰岛素抵抗模型鉴定

Fig 6-3 Identification of 3T3-L1 cell insulin resistance model

★★ 为模型组与正常组相比的显著性 $P<0.01$

图6-3所示为正常3T3-L1前脂肪细胞和胰岛素抵抗模型的3T3-L1细胞对葡萄糖摄入量的情况。从图中可知,胰岛素抵抗模型组对葡萄糖的摄取较正常3T3-L1细胞组降低34%(胰

岛素抵抗组和正常组相比出现 $P<0.01$ 的显著性差异），表明胰岛素模型建立成功。

6.4.2 玛咖黄酮、硫代葡萄糖苷的3T3-L1细胞细胞毒性

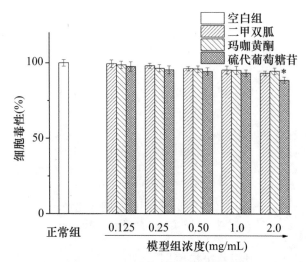

图6-4　3T3-L1 细胞细胞毒性

Fig 6-4　3T3-L1 cell cytotoxicityv

★ 为模型组与正常组相比的显著性 $P<0.05$

若样品浓度过高,可能会对 3T3–L1 细胞产生一定的毒性,进而影响到实验的准确度。图 6–4 为玛咖总黄酮、玛咖总硫代葡萄糖苷以及罗格列酮对 3T3–L1 细胞24 h的细胞毒性。从图中可以得知,随着浓度的增加,玛咖总黄酮、玛咖硫代葡萄糖苷以及罗格列酮对 3T3–L1 细胞的毒性呈增长趋势,但在浓度为 1 mg/mL时,它们均对 3T3–L1 细胞没有显著的毒性。浓度增加到2 mg/mL时,仅有硫代葡萄糖苷组出现显著的毒性（$P<0.05$）。因此,后续实验选择浓度为 1 mg/mL。

6.4.3 玛咖黄酮、硫代葡萄糖苷对 3T3–L1 细胞胰岛素抵抗模型葡萄糖摄取的影响

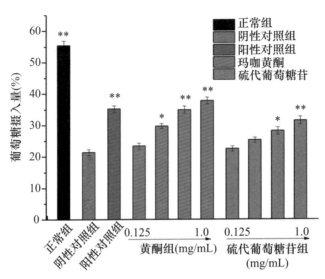

图 6–5　玛咖活性物质对 3T3–L1 细胞胰岛素抵抗模型葡萄糖摄取的影响

Fig 6-5　Effect of maca on 3T3-L1 cell insulin resistance model glucose uptake

★ 为各组与阴性对照组相比的显著性 $P<0.05$；
★★ 为各组与阴性对照组相比的显著性 $P<0.01$

　　玛咖黄酮以及硫代葡萄糖苷能否对 3T3–L1 胰岛素抵抗模型有影响？首先需要考察对葡萄糖摄取的影响。图 6–5 所示为玛咖黄酮以及硫代葡萄糖苷对 3T3–L1 脂肪细胞胰岛素抵抗模型葡萄糖摄取量的影响。正常组为正常的 3T3–L1 前脂肪细胞；阴性对照组为 3T3–L1 胰岛素抵抗细胞，其中没有添加样品，只是用等量的 PBS 代替；阳性对照组为罗格列酮组。两个样品组各设置 4 个梯度。

　　从图中可以看出，和阴性对照组相比，培养基中加入罗格列酮后，3T3–L1 胰岛素抵抗细胞对葡萄糖的摄入量增加，但是并没有恢复到正常组水平。在玛咖黄酮组随着黄酮浓度增加，3T3–L1 胰岛素抵抗细胞对葡萄糖的摄入量增加，当浓度为 0.125 mg/mL 时，虽然摄取量增加，但是没有出现显著性的差异；

当玛咖总黄酮的浓度增加到 0.25 mg/mL 时,和阴性对照组相比摄取量出现显著性的差异（$P<0.05$）;当玛咖黄酮浓度继续增加到 0.5 mg/mL、1.0 mg/mL 时,和阴性对照组相比出现更加显著的差异（$P<0.01$）。同样在玛咖硫代葡萄糖苷组,随着硫代葡萄糖苷浓度的增加,3T3–L1 胰岛素抵抗细胞对葡萄糖的摄入量增加,当浓度为 0.125 mg/mL 和 0.25 mg/mL 时,虽然摄取量增加,但是没有出现显著性的差异;当浓度增加到 0.5 mg/mL 时,和阴性对照组相比摄取量出现显著性的差异（$P<0.05$）;当浓度继续增加到 1.0 mg/mL 时,和阴性对照组相比出现更加显著的差异（$P<0.01$）。实验表明,玛咖黄酮、硫代葡萄糖苷能够改善 3T3–L1 脂肪细胞胰岛素抵抗状态,从而引起葡萄糖摄入量的增加。

6.4.4 玛咖黄酮、硫代葡萄糖苷对 3T3–L1 细胞模型 PPAR-γ 的影响

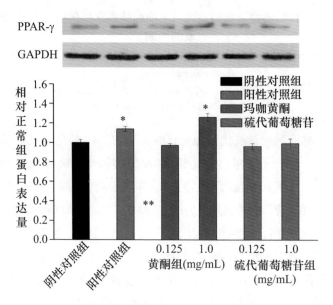

图 6-6　玛咖黄酮、硫代葡萄糖苷对 3T3–L1 细胞胰岛素抵抗模型 PPAR–γ 的影响

Fig 6-6　Effect of maca on 3T3-L1 cell insulin resistance model PPAR-γ

★ 为各组与阴性对照组相比的显著性 $P<0.05$

过氧化物酶体增殖物激活受体（peroxisome proliferator activated receptor-γ，PPAR-γ）是配体激活的转录因子核受体超家族成员之一，在脂肪生成、脂质代谢、胰岛素敏感性、炎症和血压调节中起着关键作用，是脂类代谢和糖类代谢的关键调节蛋白[170]。噻唑烷二酮类药物（TZD）改善胰岛素抵抗的靶点就是 PPAR-γ。

图 6-6 所示为玛咖活性物质对 3T3-L1 细胞 PPAR-γ 蛋白的影响结果。可以看出，和阴性对照组相比，阳性对照组罗格列酮能够增加 PPAR-γ 蛋白的含量，并且具有显著性（$P<0.05$）；玛咖总黄酮组，在低浓度 0.125 mg/mL 时，和阴性对照组相比，对 PPAR-γ 蛋白含量几乎没有影响，没有显著差异（$P>0.05$），但是在浓度为 1.0 mg/mL 时，和阴性对照组相比，对 PPAR-γ 蛋白的含量显著增加（$P<0.05$）。而玛咖硫代葡萄糖苷在浓度为 0.125 mg/mL 和 1.0 mg/mL 时，和阴性对照组相比，均对 PPAR-γ 蛋白的含量几乎没有影响（$P>0.05$）。

实验结果表明，玛咖黄酮以及硫代葡萄糖苷能够使 PPAR-γ 含量增加，改善细胞的胰岛素抵抗状态，进而增加到细胞对葡萄糖的摄入量，以减少血液或培养液中的葡萄糖含量。

6.4.5 玛咖黄酮、硫代葡萄糖苷对 3T3-L1 细胞模型 GLUT-4 的影响

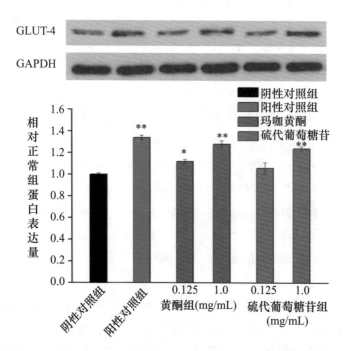

图 6-7 玛咖黄酮、硫代葡萄糖苷对 3T3-L1 细胞胰岛素抵抗模型 GLUT-4

Fig 6-7　Effect of maca on 3T3-L1 cell insulin resistance model GLUT-4

★ 为各组与阴性对照组相比的显著性 $P<0.05$；
★★ 为各组与阴性对照组相比的显著性 $P<0.01$

葡萄糖转运子-4（GLUT-4）是葡萄糖转运子家族的一员，主要存在于脂肪细胞中，其功能为将细胞外的葡萄糖转运进入细胞质基质中。

图 6-7 所示为玛咖活性物质对 3T3-L1 细胞 GLUT-4 蛋白的影响结果。可以看出，和阴性对照组相比，阳性对照罗格列酮能够增加 GLUT-4 蛋白的含量，并且具有很强的显著性（$P<0.01$）；在玛咖总黄酮组，在低浓度 0.125 mg/mL 时，和阴性对

照组相比,对 GLUT-4 蛋白含量也有显著差异($P<0.05$),在浓度为 1.0 mg/mL 时,和阴性对照组相比,对 GLUT-4 蛋白的含量显著性更强($P<0.01$)。在玛咖硫代葡萄糖苷组,浓度为 0.125 mg/mL 时,和阴性对照组相比,对 GLUT-4 蛋白的含量几乎没有影响($P>0.05$);在浓度为 1.0 mg/mL 时,和阴性对照组相比,对 GLUT-4 蛋白的含量显著性强($P<0.01$)。

在脂肪细胞中,GLUT-4 是直接把细胞外的葡萄糖运输进细胞内的主要转运子,玛咖黄酮以及硫代葡萄糖苷增加 GLUT-4 的数量,从而可以把更多的血液或培养基中的葡萄糖运输进细胞。

6.5　小　结

本章主要研究玛咖黄酮、硫代葡萄糖苷对 3T3-L1 胰岛素抵抗模型的影响。成功诱导建立了 3T3-L1 胰岛素抵抗模型。通过研究玛咖总黄酮、玛咖总硫代葡萄糖苷对模型的葡萄糖摄入量的影响,发现无论是总黄酮还是硫代葡萄糖苷都能增加胰岛素抵抗模型对葡萄糖的摄入。玛咖总黄酮能够显著增加 PPAR-γ 含量,而硫代葡萄糖苷对 PPAR-γ 没有显著影响。玛咖硫代葡萄糖苷和玛咖总黄酮都能提高模型组中 GLUT-4 葡萄糖转运子的数量。

第 7 章

玛咖黄酮、硫代葡萄糖苷对 SD 大鼠糖尿病模型的影响

—○ **7.1 引 言** ○—

体外实验、细胞实验的结果仍然需要动物实验加以验证。因为实验样品进入动物体内后,首先要经过消化道,通过小肠进入血液中,最后才与靶组织接触。同时,由于传递的复杂性及样品本身的稳定性决定着真正与靶细胞接触的实际样品量。

目前,使用最多的是 SD 大鼠糖尿病模型,即高糖高脂饲养 SD 大鼠一段时间后,给 SD 大鼠注射一定剂量的 STZ,造成胰岛的损伤,使得 SD 大鼠出现胰岛素供应不足,与高脂高糖饲料同时作用后,使 SD 大鼠出现胰岛素抵抗状态,进而研究样品对糖尿病的影响。此模型造模简单,操作方便,价格低廉,较适合初级筛选。同时,国家保健品评价中降血糖方法也使用 STZ 造模法,因此,本书中选择使用 SD 大鼠 STZ 造模研究玛咖活性物质对糖尿病的影响。

7.2　实验仪器与材料

7.2.1　实验动物

SPF级SD大鼠,雄性,8周龄（200±20 g B.W.）,150只,购自北京维通利华实验动物中心,许可号2016–0002。动物实验中饲养、灌胃、取血和取组织等在北京动物实验中心完成。

7.2.2　实验试剂

链脲佐菌素（STZ）	sigma公司
葡萄糖	西陇化工股份有限公司
无水乙醇	北京化工厂
盐酸	西陇化工股份有限公司
中性树胶	西陇化工股份有限公司
苏木精	国药集团
伊红	国药集团
糖化血红蛋白（HbA1c）试剂盒	南京建成生物有限公司
甘油三酯（TG）试剂盒	南京建成生物有限公司
胆固醇（TC）试剂盒	南京建成生物有限公司

其他试剂同6.2.2。

7.2.3　实验仪器

AU680全自动生化分析仪	美国贝克曼库尔特有限公司
XH6080放射免疫仪	西安生化仪器厂
MS105电子天平	美国梅特勒托利多有限公司
ML1602T电子天平	美国梅特勒托利多有限公司
pH计	美国梅特勒托利多有限公司
TEC2800石蜡包埋机	德国徕卡公司

RM-2016 切片机　　　　　　　德国徕卡公司

1210 漂片机　　　　　　　　德国徕卡公司

IX83 显微镜　　　　　　　　日本奥林巴斯公司

其他仪器同 6.2.3。

7.2.4　主要试剂配制

柠檬酸钠缓冲液配制：将 2.10 g 柠檬酸加入双蒸水 100 mL 配成柠檬酸母液，称为 A 液；将 2.94 g 柠檬酸三钠加入双蒸水 100 mL 配成柠檬酸钠母液，称为 B 液；将 A、B 液按 1∶1.32 比例混合，pH 计测定 pH，调定溶液 pH = 4.0，即是所需配制 STZ 的 0.1 mol/L 柠檬酸钠缓冲液。

STZ 溶液的配制：将 STZ 溶于 0.1 mol/L 柠檬酸钠缓冲液中，新鲜配制成 10 mg/mL 浓度的 STZ 溶液，并用 0.22 μm 滤菌器过滤除菌。注意避光配制，现用现配。

HE 染色液配制：A 液：1% 伊红溶液，称取 10 g 伊红染料，加入少量超纯水溶解，再加入少量醋酸至糊状，过滤后，将滤渣烘干，最后用无水酒精溶解，定容到 1 000 mL。

B 液：将苏木精 2 g，溶于 100 mL 无水酒精，同时将硫酸铝钾 50 g 溶于 300 mL 超纯水中，将二者混合后，加入 1.2 g 碘酸钠，用超纯水定容到 1 000 mL。

C 液：分化液：将 10 mL 盐酸加入 70% 的酒精溶液中，最后用 70% 酒精定容到 1 000 mL。

4% 多聚甲醛溶液配制：准确称取 40 g 多聚甲醛，加入 PBS 溶液 900 mL，加热到 60℃，同时搅拌，待多聚甲醛溶解后，冷却，用 PBS 定容到 1 000 mL。

———◦ **7.3 实验方法** ◦———

7.3.1　SD大鼠糖尿病模型建立以及分组

将150只SD大鼠进行适应性喂养2周后,随机分为两组,其中20只SD大鼠喂饲正常饲料,另一组130只SD大鼠使用高糖高脂饲料。高糖高脂组,在喂养3周,最后一次进食12 h后,按30～35 mg/kg剂量对造模组进行STZ腹腔注射,保证新配制STZ溶液30 min内注射完毕[171,172]。STZ注射后,每天观察动物状态,STZ注射3 d后检测随机血糖,血糖高于16.7 mmol/L继续监测血糖及生理变化。糖尿病大鼠出现三多一少症状,体重变轻,精神萎靡,反应迟钝,毛竖无光泽,动作迟缓,弓背蜷体,尿量显著增加,选取血糖及体征稳定的120只糖尿病模型大鼠纳入待试样品评价实验。从正常饲料喂养组随机选择15只,进行后续的对照试验。

将造模成功的SD糖尿病大鼠随机分为8组,每组15只,设置阴性对照组、阳性对照组和样品组。同时,每隔样品组设置3个不同浓度的样品组,即玛咖黄酮高剂量组（H）、玛咖黄酮中剂量组（M）和玛咖黄酮低剂量组（L）；玛咖硫代葡萄糖苷高剂量组（H）、玛咖硫代葡萄糖苷中剂量组（M）和玛咖硫代葡萄糖苷低剂量组（L）。其中,高剂量组按照450 mg/kg剂量灌胃；中剂量组按照150 mg/kg剂量灌胃；低剂量组按照50 mg/kg灌胃。阳性对照组使用二甲双胍剂量为100 mg/kg灌胃给药；阴性对照组和正常组按照与样品组等体积的生理盐水灌胃。所有灌胃每天进行1次,共给药5周。

表 7-1　玛咖活性物质对 SD 大鼠糖尿病模型的分组

Table 7-1　The groups of maca active substances on SD Rat DM Model

	大鼠型态	数量	剂量（mg/kg）
正常组	Normal SD rat	15	
阴性对照组	T2DM model SD rat	15	
阳性对照组	T2DM model SD rat	15	100
黄酮组	T2DM model SD rat	15	50
	T2DM model SD rat	15	150
	T2DM model SD rat	15	450
硫代葡萄糖苷组	T2DM model SD rat	15	50
	T2DM model SD rat	15	150
	T2DM model SD rat	15	450

7.3.2　SD 大鼠情况

灌胃给药期间,观察 SD 糖尿病大鼠生长以及生活情况,同时每周记录 1 次 SD 大鼠体重。

7.3.3　SD 大鼠肝脏以及胰岛重量

灌胃 1 周、3 周以及 5 周后,采取脊椎脱臼法处死大鼠,每次 5 只,解剖大鼠,取肝脏以及胰岛。取出器官后,迅速用滤纸吸附器官表面附带的组织液体,然后使用电子天平称量肝脏以及胰岛的质量。

7.3.4　SD 大鼠生化指标检测

灌胃后 1 周、3 周、5 周分别取血检测各组生化指标,测定其空腹血糖含量、空腹胰岛素含量、糖基化蛋白含量、总胆固醇含量和甘油三酯含量。其中，空腹血糖含量使用全自动生物检测仪检测；空腹胰岛素含量采用 XH6080 放射免疫法检测；糖基化蛋白含量、总胆固醇含量和甘油三酯含量采用北京利得曼生化股份有限公司试剂盒检测。

7.3.5　肝脏 HE 染色

动物组织在 HE 染色前首先要经过固定、脱水、透明、包埋和切片等过程，具体步骤如下。

（1）将所有组的 SD 大鼠处死，称量肝脏以及胰岛重量后，迅速将肝脏以及胰岛放入 4% 的多聚甲醛中固定，24 h。

（2）将固定好的组织，放入流动的自来水中冲洗至无甲醛味道。

（3）将无甲醛味道的组织，切为 5 mm × 5 mm 左右的小块，准备脱水。

（4）脱水：将上述组织小块依次放入 20%、40%、60%、80% 和 100% 的乙醇溶液中，每个阶段持续 30 min。

（5）透明：将脱水的组织放入二甲苯中透明两次，每次 30 min。

（6）将透明后的组织放入包埋机中的蜡液中浸泡 30 min，然后包埋，包埋后将组织放入 –20℃ 的冰箱中，以备后用。

（7）切片：将包埋好的组织放入切片机中，切为 0.5 mm 以下的薄片，然后将薄片放入温水中展片，再次把薄片贴到载玻片，最后将附带组织的载玻片放入 60℃ 烘箱中烤片 3 ~ 4 h。

（8）将烤片后的载玻片放入二甲苯中脱蜡两次，每次持续 1 h。

（9）将脱蜡后的附带组织的载玻片一次进入梯度乙醇中，乙醇浓度依次为 100%、80%、60%、40%、20% 和 0%，每次 30 min。

（10）将上述组织放入苏木精染液中染色 10 min。

（11）将苏木精染色后的组织放入水中冲洗 1 min。

（12）将上述组织放入盐酸乙醇溶液中分色 10 ~ 20 s。

（13）将上述组织依次放入 70%、80% 和 90% 乙醇溶液中，每次 5 min。

（14）将上述组织放入伊红染液中 20 s。

（15）将上述组织放入 95% 乙醇中两次，第 1 次 2 min；第 2 次 5 min。

（16）将上述组织放入二甲苯：乙醇 = 1 : 1 的溶液中 5 min。

（17）将上述组织放入二甲苯中 3 次，每次 5 min。

（18）将上述组织放入中性树胶中封片。

（19）将上述组织于通风橱中风干，然后放于显微镜下观察。

7.3.6　胰岛素信号通路关键蛋白检测

为进一步研究玛咖活性物质对 SD2 型糖尿病大鼠血糖调控的机制，使用 WB 蛋白杂交方法检测，玛咖活性物质对胰岛素信号通路中关键酶以及关键蛋白（如 p-AMPK、PEPCK、G6Pase 以及 GLUT2 等）进行检测。

○ **7.4 结果与讨论** ○

7.4.1 SD 大鼠体重以及肝脏、胰岛重量

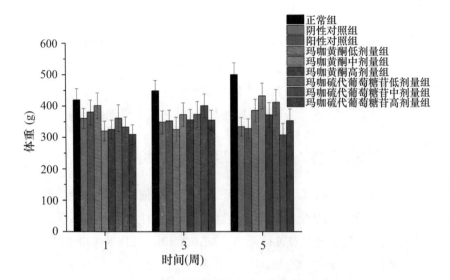

图 7-1 玛咖活性物质对 SD 大鼠体重的影响

Fig 7-1　Effect of maca on body weight of SD diabetes mellitus rats

★ 为各组与阴性对照组相比的显著性 $P < 0.05$

图 7-1 所示,玛咖活性物质(总黄酮、硫代葡萄糖苷)对 SD 大鼠体重的影响。可以看出,正常组中 SD 大鼠的体重随着喂养时间的延长而增加;阴性对照组(模型组)随着喂养时间的持续,糖尿病模型鼠的体重在下降;同时,阳性对照、玛咖黄酮组及玛咖硫代葡萄糖苷组中 SD 大鼠的体重和模型组相比基本是增加趋势,但是由于动物之间的个体差异比较大,没有出现太多的规律性。

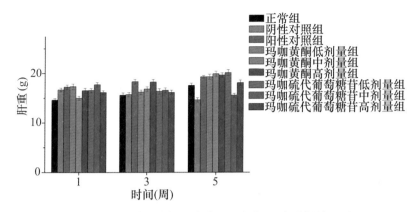

图 7-2　玛咖活性物质对 SD 大鼠肝脏重量的影响

Fig 7-2　Effect of maca on liver weight of SD diabetes mellitus rats

图 7-2 所示为玛咖黄酮、硫代葡萄糖苷对 SD 肝脏重量的影响。可以看出,正常组中 SD 大鼠的肝脏重量伴随喂养时间的推移而增加;阴性对照组(模型组)随着喂养时间的持续,糖尿病模型鼠的肝脏略微出现下降;同时,阳性对照组、玛咖黄酮组以及玛咖硫代葡萄糖苷组中 SD 大鼠的肝脏重量和模型组相比基本是增加趋势,但是由于动物之间的个体差异比较大(根据灌胃第 1 周后肝脏数据),没有出现太强的规律性。

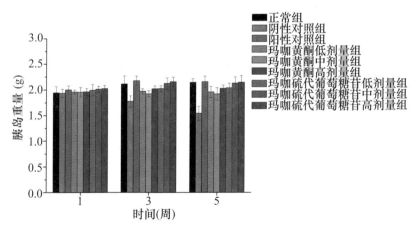

图 7-3　玛咖活性物质对 SD 大鼠胰腺重量的影响

Fig 7-3　Effect of maca on pancreas weight of SD diabetes mellitus rats

　　实验中用胰腺重量表征胰岛的重量,图 7-3 所示为玛咖活性物质对 SD 胰腺重量的影响。可以看出,正常组中 SD 大鼠的胰腺重量随着时间的增加而增加;阴性对照组(模型组)随着喂养时间的持续,糖尿病模型鼠的胰腺出现略微萎缩;同时,阳性对照、玛咖黄酮组以及玛咖硫代葡萄糖苷组中 SD 大鼠的胰腺重量和模型组都出现了不同程度的增加,同时,与正常组相比,胰腺重量没有出现显著的下降。结果表明,玛咖黄酮以及硫代葡萄糖苷,对 SD 大鼠的胰腺没有显著影响。

7.4.2　SD 大鼠生化指标

7.4.2.1　SD 大鼠血糖影响

　　图 7-4 所示为玛咖活性物质以及其他组 SD 大鼠血糖含量在喂养过程中变化情况。从图中可以看出,糖尿病 SD 大鼠模型组血糖含量远远高于正常组,进一步证明造模成功。阳性对照组和模型组相比较,血糖含量在第 3 周开始出现显著差异($P < 0.05$);同时,玛咖黄酮组中剂量和高剂量组,在第 1 周时,SD 大鼠的血糖含量就开始出现显著差异($P < 0.05$),而且随着喂养时间的增加,血糖的下降程度增加;玛咖硫代葡萄糖苷组和高剂量组也在第 1 周,血糖就和模型组糖尿病 SD 大鼠相比出现显著差异($P < 0.05$),中剂量组在第 3 周开始出现显著差异($P < 0.05$),但是低剂量组一直没有出现显著差异($P > 0.05$)。实验结果表明,玛咖中总黄酮和硫代葡萄糖苷都能使 SD 糖尿病大鼠的血糖下降。

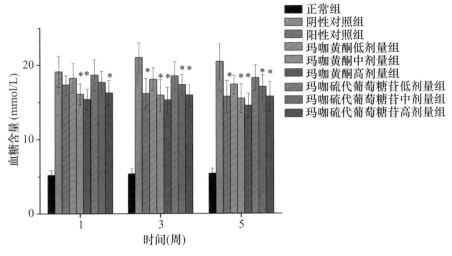

正常组
阴性对照组
阳性对照组
玛咖黄酮低剂量组
玛咖黄酮中剂量组
玛咖黄酮高剂量组
玛咖硫代葡萄糖苷低剂量组
玛咖硫代葡萄糖苷中剂量组
玛咖硫代葡萄糖苷高剂量组

图 7-4　玛咖活性物质对 SD 糖尿病大鼠血糖含量的影响

Fig 7-4　Effect of maca on glucose content of SD diabetes mellitus rats

★表示各组和阴性对照组相比的显著情况 $P<0.05$

7.4.2.2　对 SD 大鼠糖化血红蛋白影响

糖化血红蛋白（HbA1c），又称糖基化血红蛋白，是机体血液内红细胞中血红蛋白与血液中葡萄糖结合的产物，二者的结合不可逆。同时，血红蛋白在血液中降解周期在 4~8 周，因此，糖化血红蛋白可以反映 4~8 周内机体血糖变化的情况[173,174]。一般，用糖化血红蛋白百分率，即糖化的血红蛋白与总血红蛋白的比例，表示糖基化血红蛋白的程度[174]。

图 7-5 为玛咖活性物质及阳性对照盐酸二甲双胍对 SD 糖尿病大鼠糖化血红蛋白的影响结果。正常 SD 大鼠糖化血红蛋白百分率在 4%~6%，从图中可以看出，糖尿病 SD 大鼠模型组糖基化血红蛋白含量在 8% 以上，远远高于正常组的 5%，进一步表明造模成功。阳性对照组和模型组相比较，糖基化血红蛋白含量在第 3 周开始出现显著差异（$P<0.05$）；玛咖黄酮组低剂量组，在第 3 周时，SD 大鼠的糖基化血红蛋白就开始出现显著差异（$P<0.05$），而且随着喂养时间的增加，糖基化血红蛋白的含量下降程度增加；玛咖硫代葡萄糖苷组，高剂量组在第 5

周,糖基化血红蛋白含量和模型组糖尿病SD大鼠相比,出现显著差异($P < 0.05$)。实验结果表明：玛咖总黄酮、硫代葡萄糖苷都能使SD糖尿病大鼠的糖基化血红蛋白出现一定程度下降。

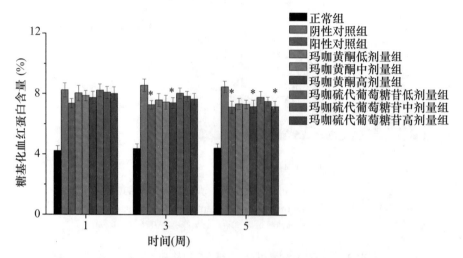

图 7-5　玛咖活性物质对 SD 糖尿病大鼠糖化血红蛋白含量的影响

Fig 7-5　Effect of maca on HbA1c of SD diabetes mellitus rats

★表示各组和阴性对照组相比的显著情况, $P < 0.05$

7.4.2.3　对SD大鼠甘油三酯的影响

甘油三酯（TG）是胰岛素抵抗模型以及2型糖尿病中经常检测的指标之一,一般糖代谢紊乱也会引起脂类代谢紊乱[175]。图7-6所示为玛咖活性物质及阳性对照盐酸二甲双胍对SD糖尿病大鼠灌胃5周后甘油三酯含量的影响结果。正常SD大鼠甘油三酯含量在1.7 mmol/L以下,从图中可以看出,糖尿病SD大鼠模型组甘油三酯含量在1.77 mmol/L稍高于正常范围。阳性对照组和模型组相比较,甘油三酯第5周时有显著差异（$P < 0.05$）；玛咖黄酮低剂量组和高剂量组也有显著差异（$P < 0.05$）；玛咖硫代葡萄糖苷中剂量和高剂量组甘油三酯含量和模型组糖尿病SD大鼠相比,也具有现显著差异（$P < 0.05$）。玛咖黄酮和硫代葡萄糖苷都能使SD糖尿病大鼠的甘油三酯出现一定程

度的下降。

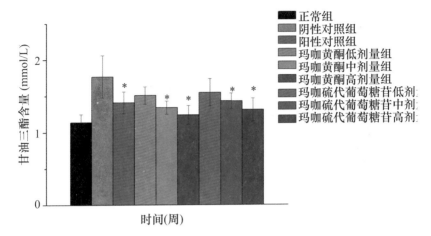

图例：
- 正常组
- 阴性对照组
- 阳性对照组
- 玛咖黄酮低剂量组
- 玛咖黄酮中剂量组
- 玛咖黄酮高剂量组
- 玛咖硫代葡萄糖苷低剂
- 玛咖硫代葡萄糖苷中剂
- 玛咖硫代葡萄糖苷高剂

图 7-6　玛咖活性物质对 SD 糖尿病大鼠第 5 周甘油三酯含量影响

Fig 7-6　Effect of maca on TG content of SD diabetes mellitus rats at the fifth week

★表示各组和阴性对照组相比的显著情况，$P < 0.05$

7.4.2.4　对 SD 大鼠总胆固醇的影响

总胆固醇（TC）也是胰岛素抵抗模型及 2 型糖尿病中经常检测的指标之一[176]。图 7-7 所示为玛咖活性物质及阳性对照盐酸二甲双胍对 SD 糖尿病大鼠灌胃 5 周后总胆固醇含量影响的结果。正常 SD 大鼠甘油三酯含量在 5.2 mmol/L 以下，本实验糖尿病 SD 大鼠模型组糖基化血红蛋白含量在 5.46 mmol/L，略高于正常范围。阳性对照组和模型组相比较，总胆固醇含量第 5 周出现下降；同时，玛咖黄酮组（低剂量组、中剂量组以及高剂量组），玛咖硫代葡萄糖苷组（低剂量、中剂量和高剂量组）胆固醇含量和模型组糖尿病 SD 大鼠相比，也出现明显的降低。然而，由于模型组中胆固醇含量略超过正常范围的上限，因此，没有对数据进行显著性分析。玛咖黄酮和硫代葡萄糖苷都能使 SD 糖尿病大鼠的总胆固醇下降；同时，所有玛咖活性物质组（黄酮组以及硫代葡萄糖苷组）的总胆固醇含量都在正常范围之内。

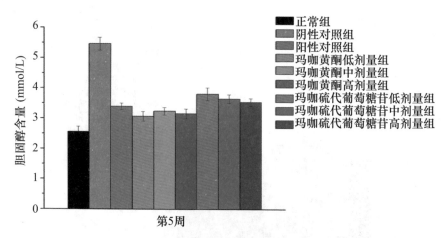

图 7-7　玛咖黄酮、硫代葡萄糖苷对 SD 糖尿病大鼠第 5 周胆固醇含量的影响

Fig 7-7　Effect of maca on TC content of SD diabetes mellitus rats at the fifth week

7.4.2.5　对 SD 大鼠胰岛素含量的影响

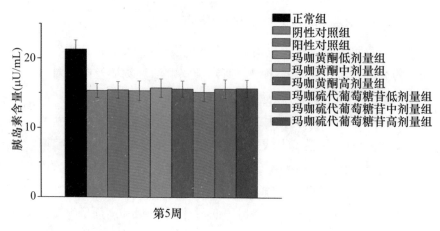

图 7-8　玛咖黄酮、硫代葡萄糖苷对 SD 糖尿病大鼠第 5 周胰岛素含量的影响

Fig 7-8　Effect of maca on insulin content of SD diabetes mellitus rats at the fifth week

图 7-8 所示为玛咖活性物质以及阳性对照盐酸二甲双胍对 SD 二型糖尿病大鼠胰岛素分泌影响的结果。无论在盐酸二甲双胍还是玛咖各活性物质，各剂量组中胰岛素含量与糖尿病模型大鼠中胰岛素含量没有显著的差异（P<0.05）。推测可能玛咖黄酮以及硫代葡萄糖苷未能直接促进胰岛素分泌，与玛咖对胰腺重量无影响相一致，进一步表明玛咖对胰岛素的分泌没有显著的影响。

7.4.3　肝脏 HE 染色

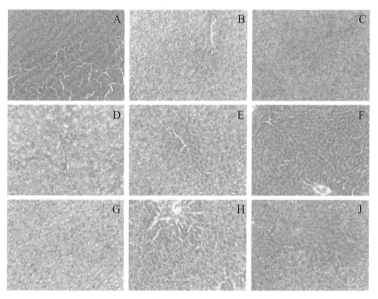

图 7-9　SD 大鼠第 5 周肝脏 HE 染色（X200）
Fig 7-9　HE of SD rats at the fifth week(×200)

A: 正常组；　B: 阳性对照组；　C: 阴性对照组；　D: 玛珈黄酮低剂量组；
E: 玛珈黄酮中剂量组；　F: 玛珈黄酮高剂量组；　G: 玛咖硫代葡萄糖苷低剂量组；
H: 玛咖硫代葡萄糖苷中剂量组；　J: 玛咖硫代葡萄糖苷高剂量组

图 7-9 所示为各组动物在第 5 周结束时肝脏组织的 HE 染色照片。从图 B 中可以明显看出，SD 糖尿病模型大鼠有明显的肝

脏炎症,有细胞坏死现象。图C为阳性对照组,其肝组织炎症相对较小。图D—G组为玛咖黄酮组,依次为低剂量组、中剂量组以及高剂量组,HE结果清晰地表明,玛咖总黄酮浓度越大,炎症越小,细胞坏死现象明显好转。图H—J组为玛咖硫代葡萄糖苷组,依次为低剂量组、中剂量组以及高剂量组,同样,HE结果表明,随着玛咖硫代葡萄糖苷浓度增加,炎症变小,细胞坏死现象好转。

7.4.4 胰岛素信号通路关键蛋白检测

7.4.4.1 玛咖黄酮、硫代葡萄糖苷对p-AMPK蛋白的影响

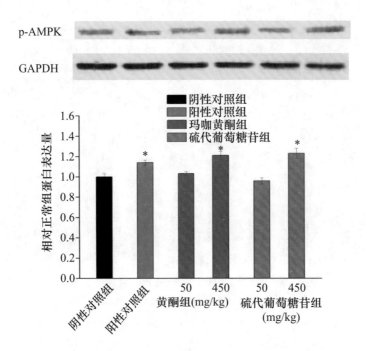

图 7-10 玛咖活性物质对 SD 糖尿病大鼠 p-AMPK 含量的影响

Fig 7-10　Effect of maca on p-AMPK of SD diabetes mellitus rats

★表示各组和阴性对照组相比的显著情况 $P<0.05$

图7-10所示为灌胃5周后,玛咖活性物质对SD糖尿病大鼠

模型 p-AMPK 蛋白酶影响的结果。和阴性对照组相比,阳性对照组盐酸二甲双胍能够显著地增加 p-AMPK 的含量(P<0.05);玛咖总黄酮组在低剂量 50 mg/kg 时,和阴性对照组相比,对 p-AMPK 含量几乎没有影响,没有显著差异(P>0.05),但在高剂量 450 mg/kg 时,和阴性对照组相比,对 p-AMPK 的含量显著增加(P<0.05)。同样,玛咖硫代葡萄糖苷组在高剂量 450 mg/kg 时,和阴性对照组相比较对 p-AMPK 的含量也有显著性(P<0.05)。玛咖总黄酮及玛咖硫代葡萄糖苷都能增加 p-AMPK 的含量。

实验表明,玛咖总黄酮以及硫代葡萄糖苷,在动物体内也能激活 AMPK,使其磷酸化,从而影响血糖代谢,起到降血糖效果。

7.4.4.2 玛咖黄酮、硫代葡萄糖苷对 PEPCK 蛋白的影响

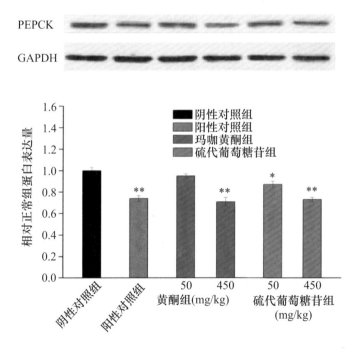

图 7-11 玛咖对 SD 糖尿病大鼠 PEPCK 含量的影响

Fig 7-11 Effect of maca on PEPCK of SD diabetes mellitus rats

★表示各组和阴性对照组相比的显著情况 P<0.05;

★★表示各组和阴性对照组相比的显著情况 P<0.01

图 7-11 所示为灌胃 5 周后,玛咖黄酮、硫代葡萄糖苷对 SD 糖尿病大鼠模型 PEPCK 酶影响的结果。和阴性对照组相比,阳性对照组盐酸二甲双胍能够显著地增加 PEPCK 的含量($P<0.05$);玛咖总黄酮组在低剂量 50 mg/kg 时,和阴性对照组相比,对 PEPCK 含量几乎没有影响,没有显著差异($P>0.05$),但在高剂量 450 mg/kg 时,和阴性对照组相比,PEPCK 的含量显著增加($P<0.01$)。同样,玛咖硫代葡萄糖苷组在低剂量 50 mg/mL 时,和阴性对照组相比,对 PEPCK 的含量也有显著性($P<0.05$);玛咖硫代葡萄糖苷组在高剂量 450 mg/kg 时,和阴性对照组相比,对 PEPCK 的含量显著性更强($P<0.01$)。玛咖总黄酮及玛咖硫代葡萄糖苷都能增加 PEPCK 的含量。

实验表明,玛咖总黄酮、硫代葡萄糖苷可以通过激活 AMPK 途径,从而抑制 PEPCK 含量,进而减缓糖异生代谢效率,最终抑制葡萄糖产生。

7.4.4.3 玛咖黄酮、硫代葡萄糖苷对 G6Pase 蛋白的影响

图 7-12 所示为灌胃 5 周后,玛咖黄酮、硫代葡萄糖苷对 SD 糖尿病大鼠模型 G6Pase 酶影响的结果。和阴性对照组相比,阳性对照组盐酸二甲双胍能够显著地增加 PEPCK 的含量($P<0.05$);玛咖总黄酮组在低剂量 50 mg/kg 时,和阴性对照组相比,对 G6Pase 含量已经有显著性抑制($P<0.05$);在高剂量 450 mg/mL 时,和阴性对照组相比,对 G6Pase 的含量更加显著增加($P<0.01$)。同时,玛咖硫代葡萄糖苷组在低剂量 50 mg/kg 时,和阴性对照组相比,对 G6Pase 的含量也有显著性($P<0.05$);玛咖硫代葡萄糖苷组在高剂量 450 mg/kg 时,和阴性对照组相比,对 G6Pase 的含量显著性更强($P<0.01$)。玛咖总黄酮及玛咖硫代葡萄糖苷都能增加 G6Pase 的含量。

实验表明,玛咖总黄酮、硫代葡萄糖苷可以通过激活 AMPK 途径,从而抑制 G6Pase 酶的含量,进而减缓糖异生代谢效率,最

终抑制葡萄糖产生。

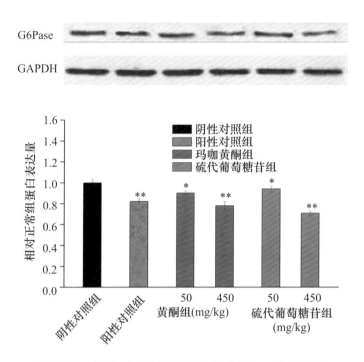

图 7-12　玛咖对 SD 糖尿病大鼠 G6Pase 含量影响

Fig 7-12　Effect of maca on G6Pase of SD diabetes mellitus rats

★ 表示各组和阴性对照组相比的显著情况 $P<0.05$；

★★ 表示各组和阴性对照组相比的显著情况 $P<0.01$

7.4.4.4　玛咖黄酮、硫代葡萄糖苷对 GLUT-2 蛋白的影响

葡萄糖转运子-2（GLUT-2）也是葡萄糖转运子家族的一员，主要存在于肝脏细胞中，其功能为将细胞外的葡萄糖转运进入细胞质基质中。葡萄糖转运子-2（GLUT-2）与 GLUT-4 具有相对功能，只是分布的组织不同。

图 7-13 所示为灌胃 5 周后，玛咖活性物质对 SD 糖尿病大鼠模型 GLUT-2 蛋白影响的结果。和阴性对照组相比，阳性对照组盐酸二甲双胍能够显著增加 GLUT-2 的含量（$P<0.05$）；

玛咖总黄酮组，在低剂量 50 mg/kg 时，和阴性对照组相比，对 GLUT-2 含量几乎没有影响，没有显著差异（$P>0.05$），但是在高剂量 450 mg/kg 时，和阴性对照组相比，对 GLUT-2 的含量显著增加（$P<0.05$）。但玛咖硫代葡萄糖苷在高低剂量时，和阴性对照组相比，对 GLUT-2 的含量没有显著影响（$P>0.05$）。玛咖总黄酮能够提高 GLUT-2 的含量，而玛咖硫代葡萄糖苷却没有影响。

实验结果表明，玛咖总黄酮可提高 GLUT-2 转运子的数量。玛咖总黄酮提高肝脏中 GLUT-2 数量，可能使更多的血液中的葡萄糖进入肝脏细胞内，从而降低血液中葡萄糖的含量。

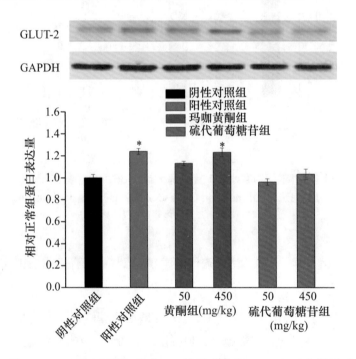

图 7-13　玛咖活性物质对 SD 糖尿病大鼠 GLUT-2 含量影响
Fig 7-13　Effect of maca on GLUT-2 of SD diabetes mellitus rats
＊表示各组和阴性对照组相比的显著情况 $P<0.05$

图 7-14 所示为玛咖对 SD 糖尿病大鼠模型降血糖的机制。

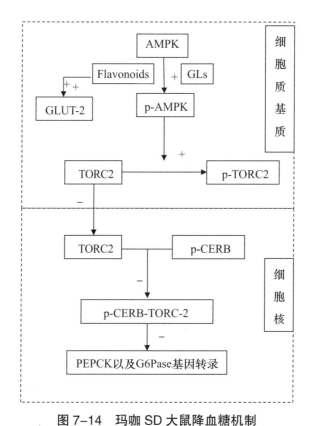

图 7-14　玛咖 SD 大鼠降血糖机制

Fig 7-14　Hypoglycemic mechanism on SD rats by maca

——◦ 7.5　小　结 ◦——

通过 STZ 结合高糖高脂饲养，成功将 SD 大鼠诱导为糖尿病模型。实验中，玛咖总黄酮及玛咖硫代葡萄糖苷分别设立 3 个剂量组，通过灌胃 5 周，研究了它们对糖尿病 SD 大鼠的影响。

结果表明,玛咖总黄酮及硫代葡萄糖苷都能够降低SD糖尿病大鼠的血糖含量,在高剂量时均能够降低糖化血红蛋白含量;二者对总胆固醇及胰岛素分泌没有显著的影响,但是都能够降低甘油三酯的含量。通过组织病理切片,能够看到喂养5周后,二者都能够使SD糖尿病大鼠中肝脏的炎症下降。玛咖总黄酮及硫代葡萄糖苷增加胰岛素信号通路中p-AMPK含量(玛咖黄酮高剂量时,提高21%的p-AMPK含量;玛咖硫代葡萄糖苷高剂量时,提高23%的p-AMPK含量),从而激活AMPK途径,抑制SD糖尿病大鼠肝脏中糖异生代谢PEPCK酶和G6Pase酶数量,最终抑制糖异生代谢。此外,玛咖总黄酮还能够提高GLUT-2转运子含量,从而加快肝脏细胞对血糖的吸收。

第 8 章

结论与展望

本书首先使用超声波辅助循环提取技术,从玛咖中提取总黄酮以及硫代葡萄糖苷,通过大孔树脂AB-8和聚酰胺两步纯化得到高纯度的玛咖总黄酮,同时,通过离子交换树脂IRA-67获得纯度较高的总硫代葡萄糖苷。通过体内外实验研究玛咖总黄酮及总硫代葡萄糖苷对2型糖尿病可能的降糖机理。

——○ 8.1 主要结论 ○——

（1）分离纯化得到纯度较高的硫代葡萄糖苷

采用超声循环提取玛咖,通过D101大孔树脂和IRA-67离子交换树脂纯化硫代葡萄糖苷,得到纯度为78%以上的玛咖硫代葡萄糖苷。

（2）分离纯化得到高纯度的玛咖总黄酮

采用超声循环提取玛咖,通过大孔树脂AB-8和聚酰胺两步纯化,得到纯度为89.2%的玛咖总黄酮。

（3）玛咖黄酮、硫代葡萄糖苷可抑制 α-葡萄糖苷酶活性

玛咖黄酮、硫代葡萄糖苷对 α-葡萄糖苷酶具有抑制作用。玛咖黄酮的 IC_{50} 为 0.41 mg/mL,属于竞争性抑制和非竞争性抑

制的混合型抑制；玛咖硫代葡萄糖苷的 IC_{50} 为 0.73 mg/mL，属于竞争性抑制。对 Caco-2 细胞内 α - 葡萄糖苷酶也有显著的抑制效果，玛咖总黄酮的 IC_{50} 为 0.21 mg/mL，玛咖硫代葡萄糖苷的 IC_{50} 为 0.33 mg/mL。

（4）玛咖黄酮、硫代葡萄糖苷可改善 HepG2 肝细胞胰岛素抵抗模型糖异生代谢

采用 HepG2 细胞胰岛素抵抗模型研究表明：玛咖黄酮、玛咖硫代葡萄糖苷能够抑制糖异生代谢。玛咖黄酮、硫代葡萄糖苷能够直接激活 AMPK 蛋白，使其磷酸化形成 p-AMPK。磷酸化的 p-AMPK，可以磷酸化 TORC2 蛋白，使其形成 p-TORC2。而磷酸化的 p-TORC2 不能进入细胞核，导致 p-CREB 蛋白的减少，最终使得糖异生代谢关键基因 PEPCK 和 G6Pase 转录减少，进而引起 PEPCK 和 G6Pase 两种关键蛋白酶的表达减少，最终导致糖异生代谢的抑制。

（5）玛咖黄酮、硫代葡萄糖苷能够改善 3T3-L1 脂肪细胞胰岛素抵抗状态

成功诱导建立了 3T3-L1 胰岛素抵抗模型。研究发现，玛咖黄酮、玛咖硫代葡萄糖苷能增加模型细胞的葡萄糖摄入量。玛咖黄酮能够显著增加 PPAR-γ 含量，但是硫代葡萄糖苷对 PPAR-γ 含量没有显著影响。同时发现，玛咖硫代葡萄糖苷、玛咖黄酮都能增加模型组中 GLUT-4 葡萄糖转运子的数量。

（6）玛咖黄酮、硫代葡萄糖苷改善 SD 大鼠 2 型糖尿病状态

通过 STZ 结合高糖高脂饲养，成功将 SD 大鼠诱导为糖尿病模型。实验中，玛咖黄酮、玛咖硫代葡萄糖苷分别设立 3 个剂量组，通过灌胃 5 周，玛咖总黄酮、硫代葡萄糖苷都能够降低 SD 糖尿病大鼠的血糖含量；同时，二者在高剂量时能够降低糖化血红蛋白含量。通过组织病理切片，看到喂养 5 周后，二者都能使 SD 糖尿病大鼠中肝脏的炎症下降。玛咖黄酮、硫代葡萄糖苷增加胰岛素信号通路中 p-AMPK 含量，此外，玛咖总黄酮还能够提高 GLUT-2 转运子数量。

─◦ 8.2　主要创新点 ◦─

（1）首先采用超声波循环提取与大孔树脂相结合的方法，纯化玛咖硫代葡萄糖苷以及玛咖总黄酮。

（2）发现了玛咖总黄酮以及玛咖硫代葡萄糖苷对 α – 葡萄糖苷酶活性有抑制效果。

（3）发现了玛咖总黄酮以及玛咖硫代葡萄糖苷可改善HepG2细胞和3T3–L1细胞胰岛素抵抗模型的状态，起到降血糖效果。

（4）发现了玛咖总黄酮以及硫代葡萄糖苷都能够通过抑制肝脏细胞糖异生代谢，改善降SD糖尿病大鼠状况。

─◦ 8.3　主要展望 ◦─

书中对玛咖黄酮以及硫代葡萄糖苷降血糖机理进行了系统的研究，找到玛咖降低血糖的活性物质——玛咖总黄酮以及硫代葡萄糖苷，也证明了二者在体内外糖尿病模型中的活性。但是由于时间关系，仍有部分工作有待于进一步完善。

（1）实验中使用玛咖总黄酮进行研究，进一步分离纯化玛咖黄酮各黄酮单体进行糖尿病相关研究。

（2）实验中发现，硫代葡萄糖苷可能竞争性地抑制 α – 葡萄糖苷酶，后续实验可以详细研究其抑制分子机理。

（3）实验发现，玛咖总黄酮以及玛咖硫代葡萄糖苷能够抑制HepG2细胞胰岛素抵抗模型中糖异生代谢，进一步研究玛咖黄酮单体以及硫代葡萄糖苷单体对AMPK具体磷酸化机制。

（4）实验发现，玛咖总黄酮能够增加3T3–L1脂肪细胞胰岛素抵抗模型中的PPAR– γ ，进一步研究玛咖黄酮单体对增加

PPAR-γ 的具体分子机制。

（5）实验中使用SD大鼠糖尿病模型，后续实验可以考虑使用KK鼠、OLETF大鼠等自然型模型研究玛咖对2型糖尿病的影响。

符号表

AMPK	腺苷酸活化蛋白激酶
CREB	环磷腺苷效应元件结合蛋白
G6Pase	葡萄糖–6–磷酸酶
HbA1c	糖化血红蛋白
IDMX	异丁基甲基黄嘌呤
PEPCK	磷酸烯醇丙酮酸羧激酶
PPAR–γ	过氧化物酶体增殖物激活受体
STZ	链脲佐菌素
TC	总胆固醇
TG	甘油三酯
TORC2	环磷酸腺苷反应元件结合蛋白转录激活因子2

参考文献

[1]康继宏,宁光,吴家睿. 中国糖尿病防治研究的现状和挑战[J]. 转化医学研究,2012,2(3):1-24.

[2]Alberti KGMM,Zimmet PZ. Definition,diagnosis and classification of diabetes mellitus and its complications. Part 1: diagnosis and classification of diabetes mellitus. Provisional report of a WHO Consultation[J]. Diabetic Medicine,1998,15(7):539-553.

[3]Gavin J,Alberti K,Davidson M. Report of the expert committee on the diagnosis and classification of diabetes mellitus[J]. Diabetes Care,1997,20(7):1183-1191.

[4]Unwin N,Alberti KG,Bhopal R. Comparison of the current WHO and new ADA criteria for the diagnosis of diabetes mellitus in three ethnic groups in the UK. American Diabetes Association[J]. Diabetic Medicine,1998,15(7):554-557.

[5]Colman P,Harrison L. Insulin-dependent diabetes mellitus[J]. Current Opinion in Immunology,1984,1(8383):967-971.

[6]Tisch R,Mcdevitt H. Insulin-dependent diabetes mellitus[J]. Current Opinion in Immunology,1989,1(4):727-732.

[7]Matthews DR. Homeostasis model assessment: insulin resistance and β-cell function from fasting plasma glucose and

insulin concentrations in man[J]. Diabetologia,1985,28（7）: 412–419.

[8]王春怡,黄芪散.干预2型糖尿病胰岛素抵抗机制及制剂基础研究[D].广州: 广州中医药大学,2009.

[9]王红霞,梁秀芬,张玉敏.我国2型糖尿病的流行病学及危险因素研究[J].内蒙古医学杂志,2006,38（2）: 156–159.

[10]王超.中国成人超重和肥胖及主要危险因素对糖尿病发病的影响[D].北京: 北京协和医学院,2014.

[11]Hamman RF. Genetic and environmental determinants of non–insulin–dependent diabetes mellitus（NIDDM）[J]. Diabetes/metabolism Research & Reviews,1992,8（4）: 287‐338.

[12]Association AD. Gestational diabetes mellitus[J]. Diabetes Care,2004,27（6877）: 581–587.

[13]Ondiagnosis EC. Report of the expert committee on the diagnosis and classification of diabetes mellitus[J]. Gestational Diabetes Mellitus &Diabetes Care,2002,20（7）: 1183–1189.

[14]杨昕,刘国良.妊娠期糖尿病是保留还是取缔？[J].实用糖尿病杂志,2016,20（2）: 7–8.

[15]Metzger BE. Summary and recommendations of the fifth international workshop–conference on gestational diabetes mellitus[J]. Diabetes Care,2007,30（2）: 251–60.

[16]沈犁.糖尿病患者的急性并发症及其预防[J].中华护理杂志,2006,41（10）: 959–960.

[17]Brownlee M. The pathobiology of diabetic complications: a unifying mechanism[J]. Diabetes,2005,54（6）: 1615–1625.

[18]宋尚华.山茱萸活性成分提取分离及其治疗糖尿病并发症研究[D].重庆: 西南大学,2013.

[19]Brownlee M. Biochemistry and molecular cell biology of diabetic complications[J]. Nature,2001,414（6865）: 813–820.

[20]向红丁.糖尿病急性并发症的防治[J].中华医学信息导

报,2005,19（11）:17-17.

[21]梁德志.糖尿病急性并发症临床治疗分析[J].中国药物经济学,2012,15（6）:63-64.

[22]刘水清.糖尿病病机探微[J].中医药临床杂志,2005,17（6）:543-544.

[23]姜晓平.饮食控制和运动治疗在糖尿病治疗中的体会[J].中外医学研究,2010,8（8）:175-175.

[24]张灵灵,刘劲柏,刘玉倩.运动防治糖尿病的研究进展[J].生物学通报,2015,50（8）:1-3.

[25]Orozco LJ,Buchleitner AM,Gimenez-Perez G. Exercise or exercise and diet for preventing type 2 diabetes mellitus[J]. Cochrane Database of Systematic Reviews,2008. 16（3）: 3054-3038.

[26]Association AD. Physical activity/exercise and diabetes[J]. Diabetes Care,2004,27（1）: 58-64.

[27]Bradley C. Handbook of psychology and diabetes: A guide to psychological measurement in diabetes research and practice[J]. Advances in Psychosomatic Medicine,1987,17（1）: 252-264.

[28]Yifrazier JP,Hilliard M,Cochrane K. The impact of positive psychology on diabetes outcomes: A review[J]. Psychology,2012,03（12）: 1116-1124.

[29]Herman JB. Glucose tolerance in diabetes mellitus during treatment with the sulfonylurea hypoglycemic agents[J]. Israel Journal of Medical Sciences,1966,2（6）: 733-737.

[30]童南伟,梁荩忠.一种新的长效磺脲类降糖药:格列美脲[J].中华糖尿病杂志,2000,8（4）: 238-239.

[31]徐岩,李春霖.磺脲类降糖药物的临床应用及进展[J].中国药物应用与监测,2007,4（1）: 13-16.

[32]Cleveland JC,Meldrum DR,Cain BS. Oral sulfonylurea hypoglycemic agents prevent ischemic preconditioning in human myocardium two paradoxes revisited[J]. Circulation,1997,96（1）:

29-32.

[33]纪立农.胰岛素分泌的调节与 β 细胞 ATP 敏感性 K⁺ 通道基因的分子生物学[J].实用糖尿病杂志,2000,8(4):41-44.

[34]Prendergast BD. Glyburide and glipizide, second-generation oral sulfonylurea hypoglycemic agents[J]. Clinical Pharmacy,1984,3(5):p. 473.

[35]刘树成.口服降糖药物的分类和特点[J].北方药学,2015,12(12):127-128.

[36]吴桢,周树娥.目前临床评价最优的磺脲类降糖药——格列美脲[J].实用糖尿病杂志,2008,17(6):54-56.

[37]Alengrin F. Metabolic effects of metformin in non-insulin-dependent diabetes mellitus[J]. New England Journal of Medicine,1995,333(9):550-554.

[38]Defronzo RA,Goodman AM. Efficacy of metformin in patients with non-insulin-dependent diabetes mellitus[J]. New England Journal of Medicine,1995,333(9):541-549.

[39]Vigneri RID. Goldfine,role of metformin in treatment of diabetes mellitus[J]. Diabetes Care,1987,10(1):118-122.

[40]陈欢欢,周红文,刘超.二甲双胍新降糖机制及其降糖以外作用[J].中国实用内科杂志,2009,19(3):276-278.

[41]Joshi SR,Eberhard S,Nanwei T. Therapeutic potential of α-glucosidase inhibitors in type 2 diabetes mellitus: an evidence-based review[J]. Expert Opinion on Pharmacotherapy,2015,16(13):1959-1961.

[42]Jong-Anurakkun N,Bhandari MR,Kawabata J. α-Glucosidase inhibitors from Devil tree(*Alstonia scholaris*)[J]. Food Chemistry,2007,103(4):1319-1323.

[43]Mitrakou A,Tountas N,Raptis AE. Long-term effectiveness of a new α-glucosidase inhibitor(BAY m1099-miglitol)in insulin-treated Type 2 diabetes mellitus[J]. Diabetic Medicine,2015,15

（8）：657–660.

[44]Chiasson JL，Josse RG，Gomis R. Acarbose for prevention of type 2 diabetes mellitus: the stop–NIDDM randomised trial[J]. Diabetologia，2002，359（9323）：2072–2077.

[45]Chiasson JL，Josse RG，Hunt JA. The efficacy of acarbose in the treatment of patients with non–insulin–dependent diabetes mellitus. A multicenter controlled clinical trial[J]. Annals of Internal Medicine，1994. 121（12）：928–935.

[46]高小平，张蔚瑜，邹文俊. 中药提取物中 α – 葡萄糖苷酶抑制剂的筛选[J]. 天然产物研究与开发，2003，15（6）：536–538.

[47]袁海波，沈忠明. 五味子中 α – 葡萄糖苷酶抑制剂对小鼠的降血糖作用[J]. 中国生化药物杂志，2002，23（3）：112–114.

[48]Diamant DM，Heine RJ. Thiazolidinediones in Type 2 Diabetes Mellitus[J]. Drugs，2003，63（13）：1373–1405.

[49]Mcguire DK，Inzucchi SE. New drugs for the treatment of diabetes mellitus: part I: Thiazolidinediones and their evolving cardiovascular implications[J]. Circulation，2008，117（3）：440–449.

[50]周水平，仝小林. 糖尿病中医药研究现状的思考[J]. 中日友好医院学报，2003，17（1）：32–33.

[51]吕兰薰. 单味中草药降血糖作用的研究[J]. 陕西中医学院学报，1992，11（3）：35–39.

[52]田丽梅，王旻. 单味中药枸杞降血糖作用及对胰腺组织形态学影响的研究[J]. 中医药通报，2005，4（1）：48–51.

[53]潘竞锵，刘惠纯. 中药降血糖作用的药理研究近况[J]. 北京中医药，1996，27（4）：61–64.

[54]金祖汉，王香英，毛培江. 治疗糖尿病高频中药的降血糖作用研究[J]. 中国现代应用药学，2009，8（4）：267–270.

[55]吴建霞，郭利平，王婕. 中药及其有效成分降糖作用机

制的研究进展[J].吉林中医药,2010,30（2）:181-182.

[56]邓航,黄仁彬.中药活性成分降血糖及其作用机理的研究进展[J].华夏医学,2011,24（1）:100-103.

[57]寇彤.中药降糖活性成分及其作用机制的初步研究[D].大连:大连工业大学,2007.

[58]Flint HJ,Bayer EA,Rincon MT. Polysaccharide utilization by gut bacteria: potential for new insights from genomic analysis[J]. Nature Reviews Microbiology,2008,6（2）:121-131.

[59]Yu L,Nie X,Pan H,Ling S. Diabetes mellitus ulcers treatment with Bletilla striata polysaccharide [J]. China Journal of Chinese Materia Medica,2011,36（11）:1487-1491.

[60]赵国华.活性多糖的研究进展[J].食品与发酵工业,2001,27（7）:45-48.

[61]Kofoed-Enevoldsen A,Noonan D,Deckert T. Diabetes mellitus induced inhibition of glucosaminyl N-deacetylase: effect of short-term blood glucose control in diabetic rats[J]. Diabetologia,1993,36（4）:310-315.

[62]单俊杰,邓军娥,田庚元.天然多糖降血糖活性及机理初步探讨[J].中药材,2002,25（2）:139-143.

[63]刘成梅,付桂明,涂宗财.百合多糖降血糖功能研究[J].食品科学,2002,23（6）:113-114.

[64]王靖,葛盛芳.知母多糖降血糖活性研究[J].中草药,1996,35（10）:605-606.

[65]熊学敏,石扬,康明.南瓜多糖降糖有效部位的提取分离及降糖作用的研究[J].中成药,2000,22（8）:563-565.

[66]Li YG,Ji DF,Zhong S. Hybrid of 1-deoxynojirimycin and polysaccharide from mulberry leaves treat diabetes mellitus by activating PDX-1/insulin-1 signaling pathway and regulating the expression of glucokinase,phosphoenolpyruvate carboxykinase and glucose-6-phosphatase in alloxa[J]. Journal of Ethnopharmacology,

2011. 134（3）: 961–970.

[67]Zeng Z, Xu Y, Zhang B. Antidiabetic activity of a lotus leaf selenium（Se）-polysaccharide in rats with gestational diabetes mellitus[J]. Biological Trace Element Research, 2016, 48（17）: 1–7.

[68]Mahargo W, Sargowo D, Widodo MA. Effect of polysaccharide peptide（*Ganoderma lucidum*）against MDA and SOD levels in diabetes mellitus[J]. European Journal of Heart Failure, 2014, 16（29）: 24–34.

[69]Mahargo W, Sargowo D, Widodo MA. Antioxidant effect of polysaccharide peptide of ganoderma lucidum in diabetic rats[J]. Journal of Hypertension, 2015, 21（33）: 39–44.

[70]何执中, 何执静. 银耳多糖等配基修饰对胰岛素降血糖活性的影响[J]. 药学进展, 1997, 6（4）: 231–234.

[71]杨爽, 逯城宇. 杨雪薇蛹虫草多糖降糖活性的研究[J]. 时珍国医国药, 2013, 24（9）: 2134–2136.

[72]杨明, 崔志勇. 人参多糖对动物正常血糖及各种实验性高血糖的影响[J]. 中国中药杂志, 1992, 17（8）: 500–501.

[73]宗灿华. 黑木耳多糖降血糖作用的研究[J]. 中华实用中西医杂志, 2007, 12（32）: 31–47.

[74]王庭欣, 王庭祥, 庞佳宏. 海带多糖降血糖、血脂作用的研究[J]. 营养学报, 2007, 29（1）: 99–100.

[75]王源, 王硕, 王令仪. 麦冬多糖MDG-1对糖尿病小鼠模型的降糖作用[J]. 上海中医药大学学报, 2011, 7（4）: 66–70.

[76]张明发, 沈雅琴. 薏苡仁的降糖降脂作用研究进展[J]. 中国执业药师, 2011, 8（3）: 12–15.

[77]徐梓辉, 周世文, 黄林清. 薏苡仁多糖的分离提取及其降血糖作用的研究[J]. 第三军医大学学报, 2000, 22（6）: 578–581.

[78]Vincken JP, Heng L, De G A. Saponins, classification and

occurrence in the plant kingdom[J]. Phytochemistry, 2007, 68 (3): 275–297.

[79]Sparg SG, Light ME, Staden JV, Biological activities and distribution of plant saponins[J]. Journal of Ethnopharmacology, 2004, 94 (23): 219–243.

[80]Yoshikawa M, Murakami T, Yashiro K. ChemInform abstract: bioactive saponins and glycosides. Part 11. structures of new dammarane–type triterpene oligoglycosides, quinquenoside I, II, III, IV, and V, from American ginseng, the roots of *Panax quinquefolium* L[J]. Chemical & Pharmaceutical Bulletin, 1998, 46 (4): 647–651.

[81]Qureshi SN. An overview of available hypoglycemic triterpenoids and saponins to cure diabetes mellitus[J]. Advancements in Life Sciences, 2014, 1 (3):276–281.

[82]Yu H, Zheng L, L Xu. Potent effects of the total saponins from *Dioscorea nipponica* makino against streptozotocin–induced Type 2 diabetes mellitus in rats[J]. Phytotherapy Research, 2014, 29 (2): 228–40.

[83]Onoagbe IO, Omonkhua AA. Anti–diabetic, anti–hyperlipidaemic and anti–oxidant effects of total saponin fractions of *Irvingia gabonensis* stem bark on streptozotocin diabetic female rats[J]. Planta Medica, 2013, 79 (13)147–153.

[84]Lu JM, Wang YF, Yan HL. Antidiabetic effect of total saponins from polygonatum kingianum in streptozotocin–induced daibetic rats[J]. Journal of Ethnopharmacology, 2015, 31 (179): 291–296.

[85]苗明三, 孙艳红. 玉米须总皂苷降糖作用研究[J]. 中国中药杂志, 2004, 29 (7): 711–712.

[86]李明娟, 瞿伟菁, 王熠非. 蒺藜皂苷的降血糖作用[J]. 中药材, 2002, 25 (6): 420–422.

[87]柴瑞华,肖春莹,赵余庆.苦瓜总皂苷降血糖作用的研究[J].中草药,2007,39(2):746-747.

[88]卢芙蓉,沈霖,秦铀.葫芦巴总皂苷联合磺脲类降糖药治疗2型糖尿病36例临床观察[J].中国中药杂志,2008,33(2):184-187.

[89]孟凡丽,苏晓田,郑毅男.人参皂苷Rb-3对糖尿病模型小鼠的降血糖和抗氧化作用[J].华南农业大学学报,2013,7(4):553-557.

[90]唐中华,于景华,杨逢建.植物生物碱代谢生物学研究进展[J].植物学报,2003,20(6):696-702.

[91]朱家颖,岑晓凤,陈星.黄连生物碱降糖活性协同作用研究[J].时珍国医国药,2010,21(9):2282-2284.

[92]官慧敏,荆敏琪,吴磊.托盘根生物碱对α-葡萄糖苷酶的抑制作用研究[J].吉林医药学院学报,2015,11(6):428-431.

[93]刘凡,廖森泰,李平平.桑叶总生物碱降血糖活性研究[J].广东省食品学会第六次会员大会暨学术研讨会论文集.2012.

[94]周炎.桑树组织中生物碱DNJ的提取及应用研究[D].合肥:安徽农业大学,2009.

[95]Xie Y,Zhang Y,Guo Z. Effect of alkaloids from *Nelumbinis Plumula* against insulin resistance of high-fat diet-induced nonalcoholic fatty liver disease in mice[J]. Journal of Diabetes Research,2016,216:761-768.

[96]Mabry TJ,Markham KR,Thomas MB. The systematic identification of flavonoids[J]. 1970,51(8):12-18.

[97]Swain T,Mabry TJ,Markham KR. The systemic identification of flavonoids[J]. Kew Bulletin,1972,27(1):208-214.

[98]Rive-Evans CA,Miller NJ. Structure-antioxidant activity

relationships of flavonoids and isoflavonoids[J]. 1998,3（2）: 28–34.

[99]Chen J,Mangelinckx S,Adams A. Natural flavonoids as potential herbal medication for the treatment of diabetes mellitus and its complications[J]. Natural Product Communications,2015,10（1）: 187–200.

[100]孙丰雷,郎江明,吴伟康. 黄酮类天然药物有效成分治疗糖尿病及其并发症研究进展[J].第六次中国中西医结合糖尿病学术会议论文汇编. 2002.

[101]Lukačí nová A,Mojžiš J,Beňačka R. Preventive effects of flavonoids on alloxan–induced diabetes mellitus in rats[J]. Acta Veterinaria Brno,2008,77（2）: 175–182.

[102]Wu F,Jin Z,Jin J. Hypoglycemic effects of glabridin,a polyphenolic flavonoid from licorice,in an animal model of diabetes mellitus[J]. Molecular Medicine Reports,2013,7（4）: 1278–1282.

[103]李燕,谢晓芳,李丹. 俄色总黄酮对糖尿病的药理作用研究[J]. 中外医疗,2013,32（14）: 25–27.

[104]罗超. 石参总黄酮的分离制备及其抗糖尿病体外活性研究[D].广州：南方医科大学,2011.

[105]单俊杰,任晋玮,武春密. 葫芦巴黄酮苷及其降血糖活性的研究[J]. 中国药学杂志,2008,43（19）: 1457–1460.

[106]程丽艳,史红. 10种黄酮类化合物对糖尿病致病机制中重要通路的抑制作用[J]. 中国新药杂志,2010,8（9）: 793–796.

[107]吴酬飞,许杨,李燕萍. α–葡萄糖苷酶抑制剂筛选模型的研究进展[J]. 国际药学研究杂志,2008,35（1）: 9–12.

[108]Johnston K,Sharp P,Clifford M. Dietary polyphenols decrease glucose uptake by human intestinal Caco–2 cells[J]. Febs Letters,2005,579（7）: 1653–1657.

[109]Mato JM,Corrales FJ,Lu SC. S–Adenosylmethionine: a control switch that regulates liver function[J]. Faseb Journal Official

Publication of the Federation of American Societies for Experimental Biology, 2002, 16 (1): 15–23.

[110]Abdulghani MA, Matsuda M, Balas B. Muscle and liver insulin resistance indexes derived from the oral glucose tolerance test[J]. Diabetes Care, 2007, 30 (7): 89–94.

[111]Erickson SK, Fielding PE. Parameters of cholesterol metabolism in the human hepatoma cell line, HepG2[J]. Journal of Lipid Research, 1986, 27 (8): 875–83.

[112]Nelson BA, Robinson KA, Buse MG. High glucose and glucosamine induce insulin resistance via different mechanisms in 3T3–L1 adipocytes[J]. Diabetes, 2000, 49 (6): 981–991.

[113]Sakai K, Clemmons DR. Glucosamine induces resistance to insulin–like growth factor I (IGF–I) and insulin in Hep G2 cell cultures: biological significance of IGF–I/insulin hybrid receptors[J]. Endocrinology, 2003, 144 (6): 2388–2395.

[114]Kadiyala V, Patil M, Barve SJ. Effect of homocysteine oil insulin resistance in cultured Hep G2 cell line[J]. In Vitro Cellular & Developmental Biology – Animal, 2008, 71 (44): S51–S51.

[115]Rosen, ED, Spiegelman BM. Adipocytes as regulators of energy balance and glucose homeostasis[J]. Nature, 2006. 444 (7121): 847–853.

[116]Guan HP, Li Y, Jensen MV, Newgard CB. A futile metabolic cycle activated in adipocytes by antidiabetic agents[J]. Nature Medicine, 2002, 8 (10): 1122–1128.

[117]Rotter V, Nagaev I, Smith U. Interleukin–6 (IL–6) induces insulin resistance in 3T3–L1 adipocytes and is, like IL–8 and tumor necrosis factor–alpha, overexpressed in human fat cells from insulin–resistant subjects[J]. Journal of Biological Chemistry, 2003, 278 (46): 45777–45784.

[118]Stephens JM, Lee J, Pilch PF. Tumor necrosis factor– α –

induced insulin resistance in 3T3–L1 adipocytes is accompanied by a loss of insulin receptor substrate–1 and GLUT4 expression without a loss of insulin receptor–mediated signal transduction[J]. Journal of Biological Chemistry, 1997, 272（ 2 ）: 971–6.

[119]Zhou QG, Hou FF, Guo ZJ. 1, 25–Dihydroxyvitamin D improved the free fatty–acid–induced insulin resistance in cultured C2C12 cells[J]. Diabetes metabolism Research & Reviews, 2008, 24（ 6 ）: 459 - 464.

[120]Zhang J, Wu W, Li D. Overactivation of NF–κB impairs insulin sensitivity and mediates palmitate–induced insulin resistance in C2C12 skeletal muscle cells[J]. Endocrine, 2010, 37（ 1 ）: 157–166.

[121]Lee BH, Hsu WH, Liao TH. The Monascus metabolite monascin against TNF–α –induced insulin resistance *via* suppressing PPAR–γ phosphorylation in C2C12 myotubes[J]. Food & Chemical Toxicology, 2011, 49（ 10 ）: 2609–2617.

[122]Chen SC, Chen PY, Wu YL. Long–chain polyunsaturated fatty acids amend palmitate–induced inflammation and insulin resistance in mouse C2C12 myotubes[J]. Food & Function, 2015, 7（ 2 ）: 259–266.

[123]Ueda H, Ikegami H, Yamato E. The NSY mouse: a new animal model of spontaneous NIDDM with moderate obesity[J]. Diabetologia, 1995, 38（ 5 ）: 503–8.

[124]Diani AR, Sawada GA, Zhang NY. The KKAy mouse: a model for the rapid development of glomerular capillary basement membrane thickening[J]. Blood Vessels, 1987, 24（ 6 ）: 297–304.

[125]Chatzigeorgiou A, Halapas A, Kalafatakis K. The use of animal models in the study of diabetes mellitus[J]. Vivo, 2008, 23（ 2 ）: 245–258.

[126]Kawano K, Hirashima T, Mori S. OLETF（ Otsuka Long–

Evans Tokushima Fatty）rat: a new NIDDM rat strain[J]. Diabetes Research & Clinical Practice, 1994, 24（3）: 317–320.

[127]Vecera R, Orolin J, Skottová N. The influence of maca（*Lepidium meyenii*）on antioxidant status, lipid and glucose metabolism in rat[J]. Plant Foods for Human Nutrition, 2007, 62（2）: 59–63.

[128]Quiros CF, Holle M. Physiological studies and determination of chromosome number in Maca, *Lepidium Meyenii*（Brassicaceae）[J]. Economic Botany, 1996, 50（2）: 216–223.

[129]Lee MS, Shin BC, Yang EJ. Maca（*Lepidium meyenii*）for treatment of menopausal symptoms: A systematic review[J]. Maturitas, 2011, 70（3）: 227–33.

[130]陈金金. 玛咖真伪、有效成分研究及质量评价[D]. 北京：中国科学院大学, 2015.

[131]Dini A, Migliuolo G, Rastrelli L. Chemical composition of *Lepidium meyenii*[J]. Food Chemistry, 1994, 49（4）: 347–349.

[132]Yu LJ, Jin WW. Study on the nutritional components and the anti-fatigue effects of dry powder of maca（*Lepidium meyenii.*）[J]. Food Science, 2004, 25（2）: 164–166.

[133]Li G, Quirós CF. Glucosinolate contents in maca（*Lepidium peruvianum* Chac ó n）seeds, sprouts, mature plants and several derived commercial products[J]. Economic Botany, 2001, 55（2）: 255–262.

[134]Dini I, Tenore GC, Dini A. Glucosinolates from maca（*Lepidium meyenii*）[J]. Biochemical Systematics & Ecology, 2002, 30（11）: 1087–1090.

[135]Yang Q, Jin W, Lv X. Effects of macamides on endurance capacity and anti-fatigue property in prolonged swimming mice[J]. Pharmaceutical Biology, 2015, 54（5）: 1–8.

[136]Alquraini A, Waggas D, B□hlke M. Neuroprotective effects

of *Lepidium meyenii*（maca）and macamides against amyloid-beta（25-35）induced toxicity in B-35 neuroblastoma cells（657.13）[J]. Life Sciences, 1992, 51（10）: 779-86.

[137]Muhammad I, Zhao J, Dunbar DC. Constituents of *Lepidium meyenii* 'maca' [J]. Phytochemistry, 2002, 59（1）: 105-110.

[138]Avula B, Wang YH, Zhao J. Separation and determination of macaene, macamides and phytosterols of *Lepidium meyenii*（maca）collected in peru by LC-UV and LC-ELSD methods[J]. Planta Medica, 2008, 74（03）: 358-368.

[139]Chain FE, Grau A, Martins JC. Macamides from wild 'Maca', *Lepidium meyenii* Walpers（Brassicaceae）[J]. Phytochemistry Letters, 2014, 8（1）: 145-148.

[140]Wang Y, Mcneil B, Harvey LM. Maca: an andean crop with multi-pharmacological functions[J]. Food Research International, 2007, 40（7）: 783-792.

[141]余龙江, 金文闻. 玛咖（*Lepidium meyenii*）干粉的营养成分及抗疲劳作用研究[J]. 食品科学, 2004, 25（2）: 164-166.

[142]Li J, Sun Q, Meng Q. Anti-fatigue activity of polysaccharide fractions from *Lepidium meyenii* Walp.（maca）[J]. International Journal of Biological Macromolecules, 2016, 11（1）: 141-149.

[143]沈维治, 邹宇晓, 林光月. 玛咖抗疲劳作用及活性组分研究[J]. 食品与生物技术学报, 2014（7）: 721-726.

[144]Ruiz-Luna AC, Salazar S, Aspajo NJ. *Lepidium meyenii*（maca）increases litter size in normal adult female mice [J]. Reproductive Biology and Endocrinology, 2005, 3（1）: 16-24.

[145]León J. The "maca"（*Lepidium meyenii*）, a little known food plant of peru [J]. Economic Botany, 1964, 18（2）: 122-127.

[146]Cicero AF, Bandieri E, Arletti R. *Lepidium meyenii*

Walp. improves sexual behaviour in male rats independently from its action on spontaneous locomotor activity [J]. Journal of Ethnopharmacology, 2001, 75 (23): 225-232.

[147]Chung F, Rubio J, Gonzales C. Dose-response effects of *Lepidium meyenii* (Maca) aqueous extract on testicular function and weight of different organs in adult rats [J]. Journal of Ethnopharmacology, 2005, 98 (12): 143-147.

[148]Gonzales GF, Cordova A, Gonzales C. *Lepidium meyenii* (maca) improved semen parameters in adult men [J]. Asian Journal of Andrology, 2001, 3 (4): 301-303.

[149]Lee MS, Lee HW, You S. The use of maca (*Lepidium meyenii*) to improve semen quality: A systematic review [J]. Maturitas, 2016, 92 (4): 64-75.

[150]宋健. 良性前列腺增生症的药物治疗[J]. 中华全科医师杂志, 2010, 26 (2): 200-204.

[151]Gasco M, Villegas L, Yucra S. Dose-response effect of Red Maca (*Lepidium meyenii*) on benign prostatic hyperplasia induced by testosterone enanthate [J]. Phytomedicine, 2007, 14 (8): 460-464.

[152]Gonzales GF, Miranda S, Nieto J. Red maca (*Lepidium meyenii*) reduced prostate size in rats [J]. Reproductive Biology and Endocrinology, 2005, 3 (1): 5-11.

[153]何雪梅. 缓解良性前列腺增生的功能食品研究与开发[D]. 武汉: 华中科技大学, 2013.

[154]邹莹, 李婧, 玛丽卡. 玛咖水提物和番茄红素对小鼠的抗前列腺增生作用[J]. 中国食品科学技术学会年会. 2014.

[155]刘妍如. 更年期综合征及贯叶连翘治疗机制的代谢组学研究[D]. 沈阳: 沈阳药科大学, 2014.

[156]Meissner HO, Kapczynski W, Mscisz A. Use of gelatinized maca (*lepidium peruvianum*) in early postmenopausal women [J].

International Journal of Biomedical Science Ijbs, 2005, 1（1）: 33-45.

[157]Brooks NA, Wilcox G, Walker KZ. Beneficial effects of *Lepidium meyenii*（maca）on psychological symptoms and measures of sexual dysfunction in postmenopausal women are not related to estrogen or androgen content [J]. 2008, 15（6）: 1157-1162.

[158]Zhang Y, Yu L, Ao M. Effect of ethanol extract of *Lepidium meyenii* Walp. on osteoporosis in ovariectomized rat [J]. Journal of Ethnopharmacology, 2006. 105（12）: 274-279.

[159]蔡晓明, 胡秀卿, 吴珉. 硫代葡萄糖苷在十字花科植物与昆虫相互关系中的作用[J]. 应用生态学报, 2012. 23（2）: 573-580.

[160]李会端. 响应面优化玛咖总黄酮提取对·OH抑制作用探究[J]. 食品科技, 2015（4）: 302-308.

[161]周晓明, 闫鹏, 马凯. 响应面法优化超声波辅助提取玛咖总黄酮的工艺研究[J]. 新疆农业科学, 2012, 49（8）: 1414-1420.

[162]Zhang J, Khizar Hayat, Zhang XM. Separation and purification of flavonoid from ginkgo extract by polyamide resin [J]. Separation Science and Technology, 2009, 45（16）: 2413-2419.

[163]张海凤, 董亚琳, 张琰. 没食子酸对 α-葡萄糖苷酶的抑制作用及其降糖机制研究[J]. 中国药业, 2011, 20（21）: 8-10.

[164]Cheng AS, Cheng YH, Chiou CH. Resveratrol upregulates Nrf2 expression to attenuate methylglyoxal-induced insulin resistance in HepG2 cells [J]. Journal of Agricultural & Food Chemistry, 2012, 60（36）: 9180-7.

[165]Exton J H. Gluconeogenesis [J]. Metabolism Clinical & Experimental, 1972, 21（10）: 945-978.

[166]韩向晖, 季光. 肝脏糖异生的分子机制研究进展[J].第二十次全国中西医结合消化系统疾病学术会议. 2008.

[167]Koo SH, Flechner L, Qi L. The CREB coactivator TORC2 is a key regulator of fasting glucose metabolism [J]. Nature, 2005, 437（7062）: 1109-1111.

[168]Sakoda H, Ogihara T, Anai M. Dexamethasone-induced insulin resistance in 3T3-L1 adipocytes is due to inhibition of glucose transport rather than insulin signal transduction [J]. Diabetes, 2000, 49（10）: 1700-1714.

[169]Tripp ML, Darland G, Konda VR. Optimized mixture of hops rho iso-alpha acids-rich extract and acacia proanthocyanidins-rich extract reduces insulin resistance in 3T3-L1 adipocytes and improves glucose and insulin control in db/db mice [J]. Nutrition Research & Practice, 2012, 6（5）: 405-413.

[170]Chen Z, Vigueira PA, Chambers K T. Insulin resistance and metabolic derangements in obese mice are ameliorated by a novel peroxisome proliferator-activated receptor γ -sparing thiazolidinedione [J]. Journal of Biological Chemistry, 2012, 287（28）: 23537-23542.

[171]施红, 杨奇红. 石斛合剂对高脂高糖加STZ造模大鼠的作用及机制探讨[J]. 中药药理与临床, 2002, 18（3）: 22-23.

[172]肖艳红, 谷佳琦, 杨晔娟. 高脂高糖饲料联合STZ诱导2型糖尿病大鼠模型STZ最佳剂量探讨[J]. 承德医学院学报, 2015, 32（5）: 376-378.

[173]杨柯君. 糖化血红蛋白（HbA1c）[J]. 上海医药, 2012, 6（8）: 36-38.

[174]Group CC. The relationship of glycemic exposure（HbA1c）to the risk of development and progression of retinopathy in the diabetes control and complications trial [J]. Diabetes, 1995, 44（8）: 968-983.

[175]Ye X, Yan DU. Clinical significance of serum LDL-C, HDL-C, TG in T2DM combined with Atherosclerosis [J]. Medical

Recapitulate, 2009, 32（12）: 131–135.

[176]Bellinger DA, Merricks EP, Nichols TC. Swine models of type 2 diabetes mellitus: insulin resistance, glucose tolerance, and cardiovascular complications [J]. Ilar Journal, 2006, 47（3）: 243–58.

附 录

表 1 丙烯基硫代葡萄糖苷标准曲线
Table 1 Standard curve of sinigrin

浓度 （mmol/L）	响应值 （mV）
0	0
0.048 14	364 577
0.096 27	809 143
0.144 41	1 183 630
0.192 54	1 663 830
0.240 68	1 973 940

表 2 黄酮标准曲线
Table 2 Standard curve of flavonoids

浓度 （mg/mL）	吸光度
0	0
0.1	0.184
0.2	0.416
0.3	0.669
0.4	0.902
0.5	1.164
0.6	1.399
0.7	1.654
0.8	1.952

表 3　流速对玛咖总黄酮吸附影响

Table 3　Effects of flow velocity on the Adsorption of maca total flavonoids

体　　积	黄酮含量		
（mL）	0.6 mL/min	1.0 mL/min	1.4 mL/min
8	0.05	0.08	0.1
16	0.09	0.14	0.18
24	0.15	0.17	0.22
32	0.18	0.23	0.26
40	0.21	0.27	0.29
48	0.24	0.28	0.31

表 4　玛咖对 α– 葡萄糖苷酶的抑制活性的影响

Table 4　The inhibition to α-glucosidase for the active extracts from maca

浓　　度	抑制率（%）		
（mg/mL）	二甲双胍	总黄酮	总硫代葡萄糖苷
0.06	22.91 ± 0.82	15.67 ± 0.83	17.96 ± 0.74
0.08	38.43 ± 0.94	32.22 ± 0.69	25.27 ± 1.33
0.1	45.68 ± 1.22	43.35 ± 1.01	36.24 ± 1.37
0.2	55.25 ± 1.45	50.33 ± 1.62	37.84 ± 1.51
0.3	58.87 ± 1.61	51.88 ± 1.58	48.87 ± 1.46
0.4	72.06 ± 1.92	65.44 ± 1.33	52.01 ± 1.68
0.5	79.43 ± 1.87	73.46 ± 2.01	67.78 ± 2.35

表 5　Caco-2 细胞毒性实验
Table 5　Caco-2 cell Viability

组别	细胞毒性（%）	样品	细胞毒性（%）		
		浓度（mg/mL）	阿卡波糖	总黄酮	总硫代葡萄糖苷
对照组	100 ± 2.11	0.125	98.53 ± 2.41	97.68 ± 2.14	95.68 ± 2.16
		0.25	97.68 ± 1.55	95.72 ± 2.46	94.72 ± 2.03
		0.5	96.72 ± 1.43	94.95 ± 2.03	93.85 ± 2.42
		1.0	94.95 ± 2.45	94.53 ± 2.47	92.83 ± 2.61
		2.0	92.34 ± 1.51	92.12 ± 1.23	90.74 ± 1.98

表 6　玛咖对 Caco-2 细胞 α- 葡萄糖苷酶的抑制活性的影响
Table 6　The inhibition to α-glucosidase for the active extracts from maca in Caco-2 cell

浓度（mg/mL）	抑制率（%）		
	二甲双胍	总黄酮	总硫代葡萄糖苷
0.06	18.92 ± 0.88	13.68 ± 0.71	17.96 ± 0.74
0.08	33.44 ± 0.84	28.23 ± 0.86	25.27 ± 0.79
0.1	52.68 ± 1.34	46.35 ± 0.99	36.24 ± 1.61
0.2	59.25 ± 1.61	53.34 ± 1.34	47.84 ± 1.23
0.3	63.87 ± 1.82	59.89 ± 0.95	52.87 ± 1.41
0.4	18.92 ± 1.13	13.68 ± 1.22	17.96 ± 1.19
0.5	33.44 ± 1.35	28.23 ± 1.03	25.27 ± 1.04

表 7　HepG2 细胞细胞毒性

Table 7　HepG2 cell cytotoxicity

组别	细胞毒性（%）	样品	细胞毒性（%）		
		浓度（mg/mL）	阿卡波糖	黄酮	硫代葡萄糖苷
对照组	100 ± 1.94	0.125	99.53 ± 2.43	98.38 ± 2.14	98.68 ± 2.13
		0.25	99.08 ± 1.61	97.74 ± 2.46	97.12 ± 1.68
		0.5	98.78 ± 1.28	96.91 ± 2.03	96.35 ± 2.15
		1.0	98.25 ± 2.17	95.59 ± 2.47	96.82 ± 1.97
		2.0	97.34 ± 1.88	95.42 ± 1.23	95.77 ± 1.73

表 8　玛咖活性物质对 HepG2 细胞胰岛素抵抗模型葡萄糖摄取影响

Table 8　Effect of maca active substances on Hep-G2 cell insulin resistance model glucose uptake

组别		葡糖糖摄取率（%）
正常组		45.46 ± 1.73
阴性对照		23.35 ± 1.37
阳性对照		38.71 ± 0.98
总黄酮（mg/mL）	0.125	26.42 ± 0.87
	0.25	27.55 ± 0.71
	0.5	31.63 ± 1.21
	1.0	35.83 ± 1.17
硫代葡萄糖苷（mg/mL）	0.125	23.18 ± 0.85
	0.25	29.67 ± 0.71
	0.5	32.41 ± 1.11
	1.0	33.46 ± 1.28

表 9 3T3-L1 细胞毒性实验

Table 9 3T3-L1 cell Viability

组别	细胞毒性（%）	样品	细胞毒性（%）		
对照组	100 ± 2.13	浓度（mg/mL）	阿卡波糖	黄酮	硫代葡萄糖苷
		0.125	99.52 ± 2.47	98.68 ± 2.44	97.63 ± 3.16
		0.25	98.13 ± 1.65	96.54 ± 2.47	95.42 ± 2.63
		0.5	96.26 ± 1.46	95.91 ± 2.23	94.33 ± 2.46
		1.0	95.38 ± 2.53	95.16 ± 2.62	93.31 ± 2.21
		2.0	93.28 ± 1.56	94.65 ± 2.19	88.65 ± 2.06

表 10 玛咖活性物质对 3T3-L1 细胞胰岛素抵抗模型葡萄糖摄取的影响

Table 10 Effect of maca active substances on 3T3-L1 cell insulin resistance model glucose uptake

组别		葡糖糖摄取率（%）
正常组		55.46 ± 1.38
阴性对照		21.37 ± 0.91
阳性对照		35.24 ± 0.98
总黄酮（mg/mL）	0.125	23.36 ± 0.92
	0.25	29.76 ± 0.78
	0.5	34.93 ± 1.12
	1.0	37.82 ± 1.09
硫代葡萄糖苷（mg/mL）	0.125	22.45 ± 0.82
	0.25	25.28 ± 0.79
	0.5	28.19 ± 1.14
	1.0	31.46 ± 1.23

表 11　玛咖活性物质对 SD 糖尿病大鼠体重的影响（g）

Table 11　Effect of maca active substances on the Body weight of DM model SD rat (g)

	正常组	阴性对照	阳性对照	总黄酮	
				H	
第1周	420.0 ± 35.6	360.5 ± 31.6	380.0 ± 39.4	443.0 ± 41.2	
第3周	449.5 ± 43.2	298.5 ± 36.1	352.5 ± 34.7	325.0 ± 39.3	
第5周	500.5 ± 57.8	364.5 ± 29.3	328.5 ± 31.4	386.0 ± 36.6	

表 12　玛咖活性物质对 SD 糖尿病大鼠肝脏重量的影响（g）

Table 12　Effect of maca active substances on the Liver weight of DM model SD rat (g)

	正常组	阴性对照	阳性对照	总黄酮	
				H	
第1周	14.63 ± 0.32	16.70 ± 0.38	17.26 ± 0.43	17.33 ± 0.54	
第3周	15.61 ± 0.46	15.73 ± 0.41	18.35 ± 0.49	16.21 ± 0.45	
第5周	17.56 ± 0.47	14.63 ± 0.44	19.27 ± 0.31	19.30 ± 0.51	

		硫代葡萄糖苷		
M	L	H	M	L
320.5 ± 31.6	325.5 ± 29.6	361.5 ± 42.4	333.0 ± 32.6	309.5 ± 30.8
373.0 ± 37.3	356.0 ± 33.8	373.5 ± 41.3	401.5 ± 37.4	355.0 ± 31.4
432.5 ± 41.4	372.5 ± 39.1	412.5 ± 40.6	309.0 ± 36.6	353.5 ± 38.2

		硫代葡萄糖苷		
M	L	H	M	H
15.01 ± 0.39	16.52 ± 0.53	16.57 ± 0.41	17.71 ± 0.46	16.16 ± 0.36
16.83 ± 0.46	18.23 ± 0.56	16.36 ± 0.56	16.56 ± 0.51	16.16 ± 0.45
19.91 ± .52	19.65 ± 0.43	20.14 ± 0.59	15.56 ± 0.42	18.09 ± 0.53

表 13　玛咖活性物质对 SD 糖尿病大鼠胰腺重量的影响（g）

Table 13　Effect of maca active substances on the Pancreas weight of
DM model SD rat (g)

	正常组	阴性对照	阳性对照	总黄酮	
					H
第1周	1.94 ± 0.12	1.93 ± 0.08	2.00 ± 0.08	1.96 ± 0.04	
第3周	2.11 ± 0.16	1.77 ± 0.11	2.18 ± 0.09	1.97 ± 0.05	
第5周	2.14 ± 0.07	1.54 ± 0.14	2.15 ± 0.11	1.95 ± 0.11	

表 14　玛咖活性物质对 SD 糖尿病大鼠血糖含量的影响
（mmol/L）

Table 14　Effect of maca active substances on Glucose content of
DM model SD rat (mmol/L)

	正常组	阴性对照	阳性对照	总黄酮	
					H
第1周	5.21 ± 0.64	19.13 ± 2.12	17.34 ± 1.26	18.25 ± 1.98	
第3周	5.36 ± 0.72	21.02 ± 1.98	16.17 ± 2.04	18.06 ± 1.56	
第5周	5.41 ± 0.69	20.48 ± 2.31	15.74 ± 2.17	17.37 ± 1.23	

		硫代葡萄糖苷		
M	L	H	M	H
1.95 ± 0.09	1.96 ± 0.07	1.99 ± 0.11	2.01 ± 0.06	2.03 ± 0.06
1.92 ± 0.06	2.01 ± 0.06	2.02 ± 0.06	2.12 ± 0.11	2.15 ± 0.09
1.92 ± 0.12	2.03 ± 0.06	2.03 ± 0.09	2.13 ± 0.12	2.14 ± 0.13

		硫代葡萄糖苷		
M	L	H	M	H
16.08 ± 1.39	15.39 ± 1.41	18.66 ± 2.11	17.69 ± 1.49	16.26 ± 1.66
15.93 ± 2.11	15.27 ± 1.72	18.53 ± 1.89	17.33 ± 1.35	15.93 ± 1.38
15.48 ± 1.96	14.51 ± 1.66	18.24 ± 1.73	17.07 ± 1.59	15.74 ± 1.97

个人简历及发表文章目录

学历

2005.9—2009.6　西北大学　生物工程　工学学士

2009.9—2012.6　西北大学　生物化工　工学硕士

2012.9—2017.6　中国科学院过程工程研究所　生物化工　工学博士

获奖情况

[1]2005—2008年　连续三年获西北大学三等奖学金

[2]2008—2009年　国家励志奖学金

[3]2015—2016年　中国科学院大学"三好学生"荣誉称号

发表文章目录

Lijun Zhang, Qingsheng Zhao, Liwei Wang, Mingxia Zhao, Bing Zhao*. Protective effect of polysaccharide from maca (*Lepidium meyenii*) on Hep-G2 cells and alcoholic liver oxidative injury in mice. *International Journal of Biological Macromolecules*, 2017, 99 : 63 - 70 (IF=3.138).

Lijun Zhang, Liwei Wang, Mingxia Zhao, Qingsheng Zhao, Bing Zhao. The activities on α-amylase and α-glucosidase inhibitory effects of maca (*Lepidium meyenii* Walp.) extracts. *Molecules* (IF=2.465) (Revised version review).

Lijun Zhang, Liwei Wang, Bing Zhao. Relationship between

Glucosinolates and Colors in Eight Accessions of Maca. *Journal of Food Engineering and Technology* 2015,4（1）:45-52.

Boyan Liu,Lili Cao,**Lijun Zhang**,Xiaofan Yuan and Bing Zhao. Preparation,phytochemical investigation,and safety evaluation of chlorogenic acid products from Eupatorium adenophorum. *Molecules*,2017,22（1）:67.（IF=2.465）.

Yuanheng Guo,Lili Cao,Qingsheng Zhao,**Lijun Zhang**,Jinjin Chen,Boyan Liu and Bing Zhao.Preliminary characterizations, antioxidant and hepatoprotectiveactivity of polysaccharide from Cistanche deserticola. *International Journal of Biological Macromolecules*,2016,93:678-685.（IF=3.138）.

Boyan Liu,Beitao Dong,Xiaofan Yuan,Yuanheng Guo,**Lijun Zhang** and Bing Zhao. Simultaneous detoxification and preparative separation of chlorogenic acid from Eupatorium adenophorum by combined column chromatography. Separation Science and Technology（IF=1.083）（accept）.

Boyan Liu,Lili Cao,**Lijun Zhang**,Xiaofan Yuan and Bing Zhao. Hepatotoxicity of extracts of Eupatorium adenophorum and identification of the major hepatotoxic components. *Natural Product Research*（IF=1.057）（accept）.

Jinjin Chen,Qingsheng Zhao,Liwei Wang,Shenghua Zha, **Lijun Zhang**,Bing Zhao.Physicochemical and functional properties of dietary fiber from maca（Lepidium meyenii Walp.）liquor residue. *Carbohydrate Polymers* 2015,132: 509－512（IF=4.219）.

申请专利目录

赵兵,**张利军**,王丽卫,赵庆生,赵明霞. 一种 α-葡萄糖苷酶活性抑制剂及其制备方法和应用. 201510190623.4（实质审查中）

赵兵, 王丽卫, **张利军**. 一种玛咖生物碱的制备方法及应用. ZL 201310228690.1（已授权）

赵兵, 王丽卫, **张利军**. 一种玛咖皂素、其制备方法及应用. 201510882525.7（实质审查中）

赵兵, 王丽卫, **张利军**, 陈金金, 赵庆生. 一种硒化玛咖多糖及其制备方法和用途. 201610772390.3（实质审查中）

致　谢

本书是在赵兵研究员的悉心指导下完成的。赵老师渊博的知识、丰富的学术造诣、勤奋进取的精神和严谨的工作态度是我永远学习的楷模。感谢赵老师为开展实验提供所需的一切条件,并且在实验遇到困难的时候,给予耐心的指导和帮助,使得我顺利完成学业。感谢赵老师在实验设计、技术操作、文章修改等各方面的指导,提供各种锻炼交流的机会,感谢赵老师一直以来在生活上的关心和帮助,使得紧张枯燥的博士生活充满温暖。

感谢王玉春研究员对论文细致的修改,王老师对科研工作严谨的作风,一丝不苟的态度深深影响了我。感谢王晓东副研究员以及袁晓凡副研究员在学习和生活中的指导和鼓励。感谢王丽卫师姐,对实验过程中遇到问题的解决给予的巨大的帮助,感谢生活中也给了我无微不至的关怀。感谢赵庆生师兄在实验、专利申请以及生活中的帮助和指导。感谢郭元亨、刘伯言在论文修改及生活上的帮助。感谢赵明霞、曹丽丽、王少伟、穆廷桢、巩鹏飞、董贝涛、孙秀萍、梁辰、王清亭、周辉、王华、杨冬彦等师弟师妹们在实验及生活中的帮助,感谢你们几年的陪伴,使枯燥的求学生活,变得轻松愉快。

特别感谢国家高技术研究发展计划(863计划)(No. 2012AA021702-4)以及丽江市玛咖检测方法及相关质量标准研究项目对本书主要研究内容的资助。感谢丽江市生物创新办韩光明主任、马白华和王仕昌科长,丽江市质检局张江荣所长,中科健宇王强等的大力帮助。

感谢人教处郭丽娟、闫博等老师在论文工作及生活上的帮助和关怀。

感谢我的父母,你们的理解和支持是我上学的动力。感谢姐姐和妹妹对父母的照顾以及对家庭的支持,使我能够安心学习。同时感谢爷爷奶奶的念叨牵挂,愿你们在天堂快乐、幸福。

即将告别这个生活五年的地方,再次向所有关心帮助过我的师兄师姐、同学、朋友和家人致以最衷心的感谢。